D1572000

MENOPAUSIA Y ANDROPAUSIA
LA TEMPESTAD

Dr. Mariano Barragán
Dr. Arturo Martínez

MENOPAUSIA Y ANDROPAUSIA

La Tempestad

URANO

Argentina – Chile – Colombia – España
Estados Unidos – México – Perú – Uruguay – Venezuela

1.ª edición: noviembre 2016

Los autores de este libro recomiendan siempre el consejo, la guía y la supervisión de un profesional de la medicina para seguir los tratamientos de los problemas físicos, emocionales y médicos que se abordan en sus páginas ya sea directa o indirectamente. El objetivo de esta publicación es proporcionar información y ejemplos generales para ayudar a los lectores en la búsqueda del bienestar emocional y físico. En el caso de utilizar los lectores cualquier información de este libro, será única y exclusivamente bajo su responsabilidad y la de los médicos que los acompañen y, ni los autores ni los editores se responsabilizan de esas acciones.

Copyright © 2016 by Dr. Mariano Barragán
Copyright © 2016 by Dr. Arturo Martínez
© 2016 *by* Ediciones Urano, S.A.U.
Aribau, 142, pral. – 08036 Barcelona
Ediciones Urano México, S.A. de C. V.
Ave. Insurgentes Sur 1722, 3er piso. Col. Florida.
Ciudad de México, 01030. México.
www.edicionesuranomexico.com

ISBN: 978-607-748-083-9

Fotocomposición: Ediciones Urano, S.A.U.

Impreso por: Metrocolor de México, S.A de C.V.
Rafael Sesma Huerta 17, Parque Industrial FINSA.
El Marqués, Querétaro, Qro., 76246.

Impreso en Mexico – *Printed in Mexico*

A mis amores especiales de este mundo:

A mi esposa Carla,
fuente de constante inspiración y apoyo.

A mis hijos Amelia, Alejandro, Diana,
Melissa, Andrei y Megan.

Todos unidos en un solo manantial
de bendición y orgullo.

A mis nietos Antonia, Finia, Sofía y Daniel,
que rebosan mi corazón de ternura y dulzura.

Dr. Mariano Barragán

A la flaca, mi amor y cómplice en la aventura de la vida.

Gracias querida.

Mamá y papá,
este libro es tan suyo como mío.

Su constante apoyo y cariño es la razón principal
por la que este proyecto es hoy una realidad.

A mi querido maestro, colega, socio, amigo
y ahora co-autor, muchísimas gracias.

Escribir juntos este libro ha sido
una de las experiencias más placenteras
y enriquecedoras de mi vida.

Dr. Arturo Martínez

… En las grandes crisis,
el corazón se rompe o se fortalece…

Honorato de Balzac

… La madurez del hombre es haber recobrado
la serenidad con la que jugábamos
cuando éramos niños…

F. Nietzsche

ÍNDICE

Medicamentos 117

Hormonas. 117

Vía de administración 123

Relación entre la incidencia de cáncer
y la terapia de reemplazo hormonal en mujeres. 125

Control de riesgo de enfermedades degenerativas. 134

Caso clínico. 136

Comparación entre el conocimiento popular y el conocimiento
adecuado sobre la menopausia y sus consecuencias. 139

Conversación entre las mujeres «focus group» 140

Preguntas frecuentes 152

4. ANDROPAUSIA
Soy hombre, sin mi virilidad ¿qué soy? 163

¿Qué es? 163

¿Cómo se siente? 167

Disminución de energía y entusiasmo 170

Síntomas sexuales. 171

Alteraciones en el estado de ánimo. 175

Composición corporal 177

Insomnio 179

Alteraciones cognitivas 180

Impacto sobre la condición física. 181

Síntomas vasomotores. 181

PRÓLOGO

Vivo inmersa en los medios de comunicación, ser comunicóloga es mi mundo y mi vida. Esto me ha permitido, desde la radio, la televisión y los medios impresos, percatarme de la gran importancia que tiene, para las personas en general, difundir temas como los que este libro contiene.

Ya en lo particular, los temas de menopausia y andropausia contienen áreas enteras de ignorancia. Hemos tratado en la radio, el problema de que el conocimiento de estas dos situaciones está fragmentado y lleno de lagunas. Sus repercusiones sobre la vida de pareja y en familia son poco o nada conocidas y su tratamiento, a pesar de ser relativamente sencillo, no es abordado en forma integral por los diferentes profesionistas del área, ni médicos ni psicoterapeutas.

Las numerosas comunicaciones del público a través de las redes sociales, como Facebook y Twitter, nos muestran claramente que existe avidez de información y que las personas se nutren abundantemente de estos conocimientos cuando son expresados en forma amena, ligera y salpicada del gran lubricante que es el sentido del humor.

La ignorancia es el gran enemigo y veneno que frecuentemente nos hace perder la esperanza y sentir que nuestros problemas no tienen solución.

Al hablar sobre la menopausia y andropausia nos encontramos con que la generalidad de las personas conoce la existencia de la primera, pero lo que sabe está repleto de distorsiones y huecos que se llenan de falsas creencias populares. Pero al hablar de la andropausia el hallazgo es aún más sorprendente: muy pocas personas conocen su existencia y menos todavía se imaginan que el hombre pudiera padecer algo semejante a la menopausia. El hecho de que no menstrúen elimina la posibilidad de que exista un indicador en ellos tan claro como en la menopausia de las mujeres. El resultado es que pocos hombres se enteran del inicio lento de una declinación hormonal con todo un cuadro de síntomas y repercusiones, esto es LA ANDRO-PAUSIA.

Las personas necesitan tener información suficiente y veraz acerca de ambos temas. Además, es necesario corregir la enorme ignorancia acerca de los efectos destructivos que estas dos etapas tienen sobre las relaciones de pareja y en la armonía familiar en general. Existe una enorme diferencia entre cursar una de estas dos crisis de la vida cuando se tienen conocimientos sobre de ellas y sus tratamientos efectivos, que cuando se ignoran.

Es igualmente importante que no solo quien la padece esté informado acerca de sus aspectos médicos y psicológicos, sino también las personas de su entorno, particularmente su pareja y familia.

De igual importancia resulta encontrar a los profesionales de la salud que puedan realmente lidiar con el problema desde todos sus ángulos, sin creer erróneamente que con algunos medicamentos se puede resolver la situación en forma total.

A un médico bien entrenado, le resulta fácil tratar todos los aspectos de estas crisis. Para ello, requiere de información suficiente y actualizada tanto en el ámbito hormonal como en el aspecto emocional de la situación; es decir, alguien que también esté preparado en psicoterapia.

Por mi trabajo conozco a muchos especialistas en cada una de estas áreas por separado, pero solo conozco al Dr. Mariano Barragán y a los profesionales de su clínica, que reúnen estos conocimientos tan aparentemente apartados uno del otro.

Es para mí un deber y un placer, informar al público de la existencia de estos temas, con sus complicaciones y repercusiones, pero también con un tratamiento efectivo.

Aquí tienen el libro que describe todo lo anterior en forma breve, clara y al alcance de cualquier persona que guste de informarse. Mi llamado como profesional de la comunicación se expresa en la siguiente frase……

¡LÉANLO! …… *Yo ya lo hice.*

MARTHA DEBAYLE
OTOÑO DE 2016

INTRODUCCIÓN

El propósito de este libro es familiarizar a las parejas y a los individuos con el hecho central de que la *menopausia* y la *andropausia*, con su constelación de cambios, pueden alterar en forma radical sus vidas. Y no precisamente por cosas de las que sean responsables y mucho menos culpables. Creemos firmemente que la información clara y oportuna de lo que ocurre, es la mejor manera de evitar o atenuar sus impactos.

Existen circunstancias en la vida en las que por más que tratamos de ser sensatos, equilibrados y mantener la paz, esto no es posible. Aparecen situaciones complejas con reacciones totalmente involuntarias y fuera de control, así como los cambios inesperados en nuestros cuerpos. Vemos que la tolerancia y la paciencia para tratar a los demás disminuyen notablemente cuando tenemos un resfriado común o con cosas más pequeñas, como tener hambre o sueño. Aquello puede volvernos irritables e impredecibles.

El subtítulo de este libro, *La Tempestad,* alude precisamente a que, de manera sorpresiva e imprevista, tenemos cambios más o menos súbitos, que no entendemos; lo cual nos desconcierta y lleva a serias crisis. Se ven afectadas: autoestima, autoimagen, funcionamiento sexual, estabilidad emocional y sensación de bienestar. Sus repercusiones también impactan a las personas en su entorno, teniendo frecuentemente consecuencias en las relaciones de pareja y familiares. Y es que se altera, desde la disponibilidad para comunicarnos hasta el apetito y desempeño sexual. La ignorancia acerca de lo que ocurre solo amplifica la dificultad para transitar por esta etapa.

La declinación hormonal, llamada menopausia en las mujeres y andropausia en los hombres, representa cambios corporales que indican que nuestros organismos han terminado su etapa reproductiva. En simples términos, es como si el cuerpo nos dijera: «*Ya estás muy grande para tener hijos y como no eres sensato e inteligente para no tenerlos, yo te lo voy a impedir*». En efecto, las mujeres dejan de producir estrógenos y progesterona suficientes para ovular, y poner «su mitad» en la empresa de tener hijos. En los hombres se produce menos testosterona, lo cual hace que decline, o desaparezca, el apetito sexual y a veces, inclusive, se presente disfunción eréctil.

Las manifestaciones de la menopausia y la andropausia, a pesar de que ocurren en el transcurso de varios meses, son experimentadas por mujeres y hombres de manera subjetiva, como algo súbito y quizá lo peor, como una pérdida irreversible de algo valioso que tenían y que ya no estará más. El tiempo de esta transformación, con variaciones en cada individuo, ocurre de manera general en la segunda mitad de la vida. Este cambio es más temprano en ellas y unos diez años más tarde para ellos.

Podríamos hacer un paralelo con una caída. Existen desde las leves sin consecuencias, en las que la persona se levanta, se sacude el polvo y continúa su camino; hasta las muy serias, con lastimaduras de mayor calibre como contusiones, fracturas y otros traumatismos graves.

Ojalá el impacto que esta etapa tiene en nuestras vidas quedara restringido al hecho de ya no contar con la función reproductiva. Pero lo que ocurre es algo más complicado. En las mujeres aparecen cambios en el estado de ánimo, como irritabilidad, depresión, e inclusive, impactos sobre la autoestima. En los hombres hay un revés que los hace inseguros, proclives a victimizarse y, en algunos casos, también se vuelven retraídos, intolerantes y con sensación de estar disminuidos.

En las parejas, surgen situaciones que cada parte interpreta de forma subjetiva como los «bochornos que pueden terminar en divorcio» o enojos y tensiones producto del retraimiento y la poca participación que ahora él tiene en la vida familiar. Y para colmo, si se le suma al combo, que la esposa se siente insegura, asumiendo que ha perdido atractivo porque en los últimos intentos de hacer el amor, el esposo no ha podido «levantar el ánimo» (lograr una erección) en dos de los últimos cinco intentos. Y en los tres en que sí pudo, la esposa tuvo que realizar hazañas heroicas y agotantes para que él lograra una erección apenas útil para cumplir su cometido: penetrar.

Además de los cuadros sintomáticos de la menopausia y la andropausia, existe toda una constelación de cambios emocionales que vuelve poco estable la situación de la *mujer menopáusica* y del *hombre andropáusico*. El panorama en la pareja no mejora si ocurre el cataclismo de que ambas etapas coincidan.

El transitar por este estadio de la vida, natural e inevitable, se convertirá en catástrofe para quienes se rehúsen a pedir ayuda profesional. Hemos sido testigos de parejas que terminan distanciadas, incluso legalmente; o presenciado, en más de la mitad de los casos, a dos perfectos extraños que deciden continuar viviendo juntos, situación conocida como *divorcio emocional*. Y es que estamos hablando de vidas razonablemente normales y adaptadas (ya sea en lo individual o en pareja) que súbitamente pueden ser alteradas o destruidas por factores que están totalmente fuera del control individual o conyugal.

En otras palabras, es como si fuéramos navegando apaciblemente con mar tranquilo y cielo azul y de repente empezaran a acumularse densas nubes negras que precipitan una tormenta en la que algunas embarcaciones zozobran y otras quedan en condiciones inoperantes. Esta metáfora, aplicada a nuestras vidas, quiere decir que pueden presentarse cambios radicales y drásticos que destruyan a una pareja estable o que alteren el modo en que cada uno percibe el mundo. Eso, a algunas personas, podría, incluso, quitarles el anhelo y los motivos para querer continuar.

Por incontrolable y oscuro que todo parezca, hay solución a cada problema y se puede salir de esta etapa gozando de buena salud y prácticamente sin síntomas. El primer paso es asumirlo como un cambio y no como una condición permanente.

En el budismo, se considera que en la vida humana existen cuatro causas de mayor sufrimiento, éstas son:

- Nacer
- Enfermar
- Envejecer
- Morir

Tenemos la creencia popular de que la menopausia y la andropausia implican enfermar y envejecer; o sea que, combinaría dos de las causas de sufrimiento consideradas por el budismo. Ambas presunciones son falsas. A pesar de tener síntomas claros, no son enfermedades ni un dato concluyente de que estamos envejeciendo. Hay un alto porcentaje de mujeres y hombres que de ninguna manera se podrían considerar «viejos» o «enfermos»; todo depende de cómo se preparen para el proceso y cómo lo enfrenten.

En las falsas creencias, está la razón de existir de este libro. Existe la gran necesidad de difundir y familiarizar al público sobre los impactos de esta etapa de la vida; de tal manera que puedan vivirla con conocimiento y éste les sirva para disminuir los daños potenciales que tienen su origen en la ignorancia sobre qué es lo que está ocurriendo. Una persona informada lo vivirá mejor, porque saber qué y cómo le sucede, le proveerá de tranquilidad y de las herramientas necesarias para conseguir el bienestar físico y mental.

Intentamos con este libro dar información en forma clara, completa, concreta y asimilable, alejada de términos médicos poco entendibles para que sea una guía fácil de leer y práctica de llevar a cualquier sitio. Queremos pues, que en muy poco tiempo las personas interesadas puedan informarse de lo que les está ocurriendo, lo que sucederá o lo que ya les pasó.

Este libro es oportuno incluso para personas jóvenes, a los que el tema les parece una lejana preocupación; necesario para aquellos a los que la edad los tiene en las condiciones que queremos describir; y recomendable para los que ya atravesaron por esto, pero que no entienden muchas cosas de lo ocurrido.

Entender los cambios físicos y emocionales de la menopausia y la andropausia nos capacita para aceptar la vida como es y reaccionar de manera adecuada a las diferentes situaciones que se presentan. Son temas que, por diversos tabúes, no nos atrevemos a platicar con nadie. Entonces nos encerramos en una falta de aceptación y sufrimos en una etapa que también debería vivirse de forma natural y fluida.

La aceptación incondicional de la naturaleza de la vida, cuando contamos con la información adecuada sobre *qué, cómo y cuándo nos pasa* nos permite vivir en plenitud y con bienestar físico y emocional.

El objetivo primordial de este libro es que los lectores sientan que hubo resonancia en sus vidas, independientemente del pasado, presente o futuro de los aconteceres. Lo normal sería empezar describiendo a detalle en qué consisten ambas etapas y los factores que entran en juego; continuar con el tratamiento recomendado y cerrar con sus consecuencias. Sin embargo, dada la importancia de estas últimas, decidimos entrar de lleno a ellas. Así, el lector se hará consciente de la seriedad de los impactos que pueden alterar sus vidas y podrán, luego, enfocar su atención en los detalles, para darles la importancia necesaria.

1

MENOPAUSIA Y ANDROPAUSIA EN LA VIDA FAMILIAR Y DE PAREJA

La menopausia y sus repercusiones en la vida familiar y de pareja

El famoso poeta inglés John Donne, en el siglo xv, escribió: «Ningún hombre es una isla enteramente por sí mismo, sino somos parte de un continente…». Tomando en cuenta lo anterior, una mujer con síntomas de *perimenopausia* y de *menopausia* tampoco es una isla, sino forma parte del continente formado con su pareja y familia; y más allá, con sus amistades y el resto de su círculo social.

Pero para ser prácticos, solo describiremos las principales consecuencias que sus síntomas y decremento en calidad de vida, tienen sobre su pareja y su familia. El efecto se parece a la caída de una piedra sobre una superficie tranquila de agua, en la que se observan círculos que se van extendiendo uno tras otro y que parecen seguirse a mucha distancia de donde cayó la roca en un inicio.

Bochornos que producen divorcios

No exageramos con el título. Sí hemos visto a mujeres divorciadas, cuyos síntomas menopáusicos actuaron de manera determinante para producir conflictos progresivamente más agudos, que llevaron al distanciamiento y enfriamiento de la relación de pareja.

Por fortuna, no siempre las consecuencias son tan drásticas. Para efecto de analizar desde el peor escenario, veamos qué les ocurre a los esposos de las mujeres menopáusicas, frente a cada uno de los síntomas; entendiendo que siempre influye el tipo de personalidad y el grado de tolerancia que tengan, adicional a que cada mujer procesa con diferente intensidad cada uno de los cambios.

En el caso de las parejas más cercanas, hay que decirlo, hemos detectado que las repercusiones de la menopausia son más intensas. Sorprende sí, porque lo normal es pensar que la cercanía que tienen y las cualidades que les hacen ser una buena pareja les darían herramientas para que esta etapa no tuviera ningún efecto en ellos. Sin embargo, la explicación es relativamente simple en este escenario: el esposo cercano «tenía» una «buena y estable esposa» que de un tiempo a la fecha se muestra diferente, éste no entiende qué le pasa y tampoco ella se lo puede explicar a él. Los cambios les toman por sorpresa, sin ninguna preparación para afrontarlos.

La menopausia es un típico representante de situaciones dentro de la vida en pareja, cuyo mando no depende de ninguno de los dos. No hay algo que pudieran manejar sin saber qué ocurre. A este tipo de problemas se les llama «*Problemas fuera del control de la pareja*», en contraste con aquellos que parecen caer dentro de las dimensiones que ellos sí pueden manejar o darle solución. Veamos esto un poco más en detalle.

La esposa presenta un estado de ánimo cambiante y desconcertante, lo mismo llora sin causa aparente, que se enoja y explota sin motivos. El esposo no atina a adivinar por qué lloró o se enojó. La reacción natural de éste es examinar si ha hecho algo para provocar estos cambios. Entonces suceden dos escenarios:

- Aparece el esposo tolerante que se acerca a investigar de qué se trata el cambio o cuál fue su causa. Se muestra cercano y empático.

- Se presenta el que «trae delito», sabe que ha cometido algunas «fechorías» y supone que los cambios en su esposa están conectados con ello; entonces, guarda una prudente distancia para medir «qué tanto le saben».

En cualquiera de los dos casos, con el paso del tiempo y al continuar los cambios, la pareja se encontrará desconcertada y podría pretender seguir navegando como si nada ocurriera, pero ya sabemos que no es posible tapar el sol con un dedo y tarde o temprano surgirá alguna plática, más o menos seria, en la que con alta frecuencia los cambios son atribuidos a la causa que esté más a la mano.

Ella dirá:

- Ya no me quieres igual.
- Ya no te gusto o ya no te intereso de la misma manera.
- No te importa mi sufrimiento.

Él dirá:

- Ya no eres la misma.
- No encuentro cómo explicar tus reacciones.
- Te enojas y lloras de forma completamente injustificada e inexplicable.
- Cada día te pareces más a tu madre.

También puede presentarse este escenario: ella se vive disminuida, envejecida, un tanto triste y reacciona con celos y posesividad aumentados y sin causa aparente. Él siente que lo espían, lo controlan y lo escudriñan más que de costumbre.

Llevado este ejemplo extremo a la vida real (dentro de una consulta), está el caso de una esposa que revisaba minuciosamente, con tacto y olfato, la ropa interior que su esposo había dejado en el cesto de ropa sucia la noche anterior. Cuando encontraba, o se figuraba, que había alguna textura u olor fuera de lo habitual, lo interrogaba exhaustivamente sobre sus actividades. Al principio, él respondía con tranquilidad pero cada vez le imprimía un poco más de enojo e indignación, reforzado por la certeza de que no había hecho nada.

Como su médico, ví que él no tenía «equipo alguno» (ni físico ni de personalidad) para intentar alguna aventura con otra mujer. Este esposo, chaparrito, gordito y calvo, me contó en sesión individual, que estaba tan «empadronado» que ya consideraba pedirle la separación a su mujer.

Hablamos de un caso extremo, pero grados menores de la misma situación se observan con mucha frecuencia en la consulta. Los esposos encuentran a sus parejas desconocidas e impredecibles. Recuerdo que uno comentó literalmente: *«Cuando voy de regreso a mi casa, lo hago nervioso e inquieto porque no sé a quién me voy a encontrar».*

Para otros, el problema se centra en las repetidas infecciones urinarias y vaginales que la mujer tiene durante este periodo. Ellos se quejan de que su mujer siempre está enferma y ya no saben si se trata de síntomas hipocondríacos o de algo real. Después de varias visitas médicas infructuosas se sienten desconcertados e impotentes para remediar la situación.

La resequedad vaginal causa otro tipo de problemas en el esposo. Él siente que para lograr que su esposa se humedezca y lubrique ya no tiene la misma relativa facilidad, ahora toma cada vez más tiempo. Uno comentaba en consulta, exagerando un poco: «*Después de dos horas de besos y caricias, ella sigue más seca que un hueso*». Este mismo esposo preguntaba: «*¿Estaré fallando? Me siento inseguro. Como le dijo Judas a Jesús: ¿Acaso seré yo?*».

La inseguridad que provoca la idea de «estar fallando», se presenta ante la disminución del deseo sexual de su esposa, ellos comentan que está menos atenta al sexo, ya no toma la iniciativa y lo rechaza con mayor frecuencia. Ante el avance del esposo, ella se exaspera o simplemente lo rechaza. La cosa no termina ahí, a nadie le gusta ser rechazado por lo que los maridos dejan de acercarse y «se ponen dignos». Así, la sexualidad se hace menos frecuente, esporádica o escasa; en algunos casos cesa definitivamente. Es una tristeza que la menopausia tenga el efecto de descontinuar el sexo en una pareja. Resulta claro que en estos casos extremos la pareja ya tenía otros problemas que los habían alejado.

Con frecuencia, en algunas mujeres, la menopausia causa sentimientos de pérdida de feminidad y atractivo, presentan insomnio y fatiga crónica que a ellas no las deja descansar y tampoco dejan dormir a los esposos. Se vuelven inquisitivas, preguntan de manera repetitiva si todavía las quieren o si las quieren igual. Ellos se quejan de que está muy pendiente de cualquier referencia que hacen de compañeras de trabajo o de su entorno. Pareciera que todas representan una potencial amenaza o rival para ella. La intolerancia y frecuente irritabilidad hizo que un esposo dijera: «*Tengo la sensación de estar durmiendo con un dóberman*».

En resumen, los esposos están desconcertados, inseguros, afectados en sus intereses afectivos y sexuales. Ellas aceptan la sugerencia de buscar la ayuda de un profesional, pero regresan diciendo que, de acuerdo con el médico, lo que le pasa es normal. Entonces aumenta el desconcierto y el descontento; la principal preocupación radica en que no saben cuánto va a durar esto o si será para siempre y comienzan a cuestionarse si estarán dispuestos a aguantar la situación por el resto de su vida.

Reacciones sobre la familia

Se sabe, por la teoría general de sistemas, que las familias funcionan como una unidad y la afectación de uno de sus miembros repercute sobre todos los demás. En el caso de la familia, tomada como unidad, también se ven reflejados los descontroles de una mujer que atraviesa por la menopausia. Los hijos expresan reacciones parecidas a las de los esposos y hemos sido testigos de verdaderas colusiones de los hijos con el papá, ante los cambios de la esposa y madre.

Cuando la menopausia de la madre coincide con la turbulenta etapa de la vida de los hijos conocida como adolescencia, aplica el dicho que dice: «*Se junta el hambre con las ganas de comer*». Ya no se sabe si los conflictos se originan en los adolescentes o en la mamá, ya que cuando los padres deben estar más estables para hacerle frente a la crisis de la adolescencia, resulta que la inestabilidad que describimos en la pareja toma a los padres desprevenidos y poco equipados.

En este contexto, lo que se requiere es una intervención mixta que tome en cuenta los aspectos médicos y emocionales que están afectando no solo a la mujer menopáusica sino a toda la familia; una terapia que englobe a la pareja y los hijos. Sería muy largo enumerar la variedad de problemas que son disparados por los cambios menopáusicos de la madre/esposa y repercuten en todos, pero sí queremos señalar que las personas necesitan ayuda de manera integral y no tomándolas como partes aisladas. Mencionaremos algunas de las combinaciones peligrosas, aclarando que hay casos menos dramáticos y con diferentes grados de inestabilidad, malestar y disfunción.

El abuso de alcohol y marihuana por los adolescentes, desde hace algunos años tienen modalidades que las generaciones previas desconocíamos, por ejemplo «el precopeo» cuyo objetivo es llegar «bien servido» a la fiesta o al antro. Le siguen «los shots», con poca o ninguna mesura al consumirlos.

Cuando los hijos llegan tarde e intoxicados exacerban algunos de los síntomas que ya tiene la madre menopáusica. Así, resulta letal la combinación de una madre irritable e insomne con la llegada de un par de adolescentes borrachos, cantando o vomitando, alrededor de las cuatro o cinco de la mañana. Se desata una reacción en cadena porque el esposo es despertado súbitamente por una mujer fuera de sí que además le reclama el poco o nulo interés que tiene en la educación de sus hijos. El altercado entre los padres y el estado que presentan los hijos generan un ambiente comparable con un «pequeño infierno». La reverberación del enojo, el malestar y la desesperación, se multiplican exponencialmente hasta los límites de la estridencia e impactan en el bienestar físico y emocional de todos los involucrados.

En otros casos, la ambivalencia clásica de los adolescentes, que los hace oscilar entre manifestaciones y deseos de total independencia o la pueril actitud de necesitar ayuda hasta para saber qué ropa ponerse, cuando se une a una madre insegura y disminuida, ella trata de pasar la preocupación hacia el marido, que ya tiene suficientes problemas en el trabajo como para hacerse cargo de lo que, a su juicio, le corresponde a ella.

Las combinaciones entre las características negativas de la adolescencia con los síntomas de la menopausia y las repercusiones en el esposo, son tan diversas, que por sí mismas serían objeto de otro libro. Esta variedad de situaciones humanas es lo que enriquece el campo de la medicina, de la psicoterapia y de la combinación de ambas. Nunca hay dos historias iguales y esto resulta simultáneamente misterioso y fascinante.

Caso clínico

Ana tenía 48 años cuando llegó a terapia con nosotros. Su problemática inició desde el punto de vista psicoterapéutico, no desde el ámbito médico. Llevaba casi doce meses sufriendo de alteraciones en su estado de ánimo que de manera evidente repercutieron en su relación matrimonial.

Ella comentó en su primera sesión terapéutica:

Mi marido ya no me soporta. Se queja constantemente de mí, del poco entusiasmo, de la apatía sostenida y de que al menor comentario respondo con llanto, enojo y a veces rabia. Prácticamente cualquier plática termina en pleito y llevamos varios meses sin ningún tipo de intimidad sexual.

Si bien, la mayor cantidad de quejas vienen de él, ahora yo tampoco lo aguanto mucho... La verdad es que no tengo interés de nada. Me despierto por las mañanas sin ninguna intención de salir de la cama. Lo hago solo porque tengo la obligación de ir a trabajar.

Mi hija, que ya no vive con nosotros, está preocupada. Dice que me ve triste y diferente. Constantemente repite: «Mamá tu no eras así». ¡Y es cierto! Yo era una mujer llena de energía, disfrutaba mucho de las actividades en pareja, salíamos a cenar varias veces por semana, solos y con amigos. Gozaba con nuestra vida sexual. Y en la parte profesional, no tengo queja porque pude desarrollarme de buena manera. Todavía trabajo mucho pero ahora termino exhausta cuando finaliza la jornada.

Yo no era así, no sé en qué momento me transformé en esto. ¡Estoy harta!

Debido a que sospechamos que algo o mucho de esta problemática tenía que ver con una cuestión hormonal, en el interrogatorio averiguamos que su menstruación se ha-

bía suspendido seis meses antes de la consulta Su ginecólogo le explicó entonces, que para hablar de menopausia era
necesario que llevara un año completamente sin tener regla, y solo en ese momento hablarían de las opciones que
existen para tratarla. Le recomendó tomar vitaminas y minerales y aconsejó que acudiera con un psicoterapeuta para
tratar el resto de sus problemas pues seguramente eran del
orden emocional.

Para estar completamente seguros de que su problema
era estrictamente emocional, sugerimos que se realizara algunos estudios de sangre para evaluar su funcionamiento
hormonal y descartar otro factor que pudiera contribuir.
Los resultados, como era de esperarse, revelaron varias alteraciones.

Sus estrógenos se encontraban en claros niveles de una
mujer en menopausia, al igual que su testosterona; y como
hallazgo extra, encontramos el inicio de una falla tiroidea.
Gran parte de lo que le ocurría había iniciado como un
problema hormonal. Mucho se pudo haber evitado o co-
rregido, si con prontitud hubiera tenido el tratamiento
adecuado.

Lo primero que hicimos fue iniciar un tratamiento médico de *terapia de reemplazo hormonal* para corregir las deficiencias que aparecieron en los análisis. Simultáneamente
citamos a una sesión psicoterapéutica a ella y a su marido, a
lo que él aceptó gustoso. En esa sesión les explicamos las
repercusiones emocionales y conductuales que tiene la menopausia en la mujer y cerramos con el compromiso de ver-
los en pareja durante los siguientes tres meses, el mismo

tiempo que duraría el tratamiento hormonal, antes de realizar nuevos estudios para hacer los ajustes pertinentes.

Después de seis semanas en tratamiento, tanto médico como psicoterapéutico, Ana y su marido empezaron a notar clara mejoría. Las discusiones se espaciaron, en parte porque ella estaba menos irritable y porque ahora él comprendía lo que estaba sucediendo. Ella recuperó una buena parte de su energía y estado de ánimo, lo cual también influyó positivamente en la relación.

Al término de los tres meses, dimos de alta a la pareja en psicoterapia, Ana decidió seguir con sus sesiones para tratar asuntos individuales, ya con una relación matrimonial mucho más sana y similar a la que tenía hace algunos años. La *terapia de reemplazo hormonal* seguía vigente y la veíamos para revisiones periódicas cada seis meses.

La andropausia y sus repercusiones en la vida familiar y de pareja

Al igual que con las mujeres, el hombre andropáusico tiene dos roles, es esposo y padre. Tampoco es una isla. Esto quiere decir que sus dificultades tendrán efectos en la pareja, la familia y otros círculos sociales.

La andropausia es un proceso gradual que consiste, principalmente, en la pérdida de la tradicional firmeza y fortaleza masculina. Paulatinamente, éstas son reemplazadas por un proceso de reblandecimiento, ablandamiento y falta de firmeza. Esto es percibido tanto en el ámbito físico (pérdida de masa muscular y disfunción eréctil) como en el terreno emocional (aprehensión, temor y autocompasión). Ya Carl Jung, desde hace más de 50 años, había descrito que la parte inconsciente femenina en el hombre, cuando no es refinada por el filtro de la consciencia, se manifiesta desde el lado negativo de la feminidad. De este modo, los hombres se vuelven propensos a sentirse víctimas, chismosos, malsanamente curiosos, hipersensibles y hasta «chillones». Todo lo anterior, en contraste con el hombre que fue gradualmente concientizando su inconsciente femenino y adquiriendo las características positivas de la feminidad, estos se presentan más cálidos, receptivos, sensibles, adaptables y muchos de ellos son atraídos hacia la espiritualidad.

Ablandamiento que amenaza la continuidad en la pareja

Las esposas, acostumbradas a contar con una pareja fuerte y firme, sienten lenta y progresivamente que conviven con un esposo débil, disminuido y quejumbroso. Es tan lento el proceso que no tiene un inicio preciso, pero se acumula lo suficiente como para producir insatisfacción. Las esposas expresan como primer síntoma la saturación o hartazgo hacia el desánimo de su marido. La frase *«ya no se cuenta contigo»* se escucha con frecuencia. Él siente que cuando más apoyo y comprensión necesita, su esposa está inconforme, insatisfecha y distante. Muchos matrimonios presentan crisis graves en esta etapa y algunos, hasta rupturas. Lo triste es que, ante el desconcierto y lentitud de los cambios, pocas parejas buscan ayuda profesional para lograr adaptarse exitosamente a esta situación.

La falta de vitalidad y entusiasmo que aparece con frecuencia como primer síntoma, hace que el hombre luzca retraído, distante, absorto en sus propias preocupaciones y sin ganas de seguir a su esposa en lo que ella propone como diversión y esparcimiento. Las ganas de salir disminuyen y la hora de retirarse a descansar, lentamente, se presenta más temprano. Muchos hombres abusan de tareas poco útiles como la computadora y la televisión, como maneras de retraerse a su mundo personal.

Cuando a lo anterior se le junta un bajón del apetito sexual, se recrudece la ausencia que la esposa siente, y aumentan expresiones como «*Ya ni siquiera me toca*». La distancia física no solo se manifiesta en el área sexual, también disminuyen las manifestaciones cariñosas que antes precedían al acercamiento sexual. En muchas parejas se podría aplicar la frase del chiste que termina en aquello de: «… *¿entonces de coger ni hablamos?*».

A veces la falta de apetito sexual puede traducirse en menor frecuencia o, en el peor de los casos, llegar al cese de las relaciones sexuales. Pero podríamos dividir ese distanciamiento sexual en dos grupos:

- Falta de libido o «ganas», causa directa del alejamiento.
- Disfunción eréctil o *problema de evitación* (evita la sexualidad por temor a la vergüenza de no lograr una erección firme o de perderla durante la rela-

ción). A este tipo de hombre les ocurre con frecuencia lo que se conoce entre ellos como «*el fenómeno del perico*» (dormirse a la mitad del palo).

Hemos visto a algunas esposas que se involucran en relaciones extraconyugales, por el hecho de que su marido «ya no puede». Hemos visto casos extremos de mujeres que indignadas insultan y degradan despiadadamente a sus maridos, llamándolos con términos humillantes que aluden a su falta de masculinidad. Cuando la agresión de la mujer se junta con un hombre indefenso y pusilánime, vemos una completa inversión de roles en la cual ella ocupa el papel masculino y él, no solo el femenino, sino el peor aspecto de éste.

La depresión que acompaña comúnmente a la andropausia, con frecuencia no es diagnosticada como clínica, ni tratada como tal y causa gran desconcierto en ambos miembros de la pareja. Él no tiene ganas de nada, ni siquiera de hablar. En algunos casos hay episodios de llanto inexplicable y con altísima frecuencia insomnio y depresión. Ante esto, la esposa siente una gran impotencia y conmina al esposo a buscar apoyo médico. Aquí tropezamos con muchísimos hombres que asocian el acto de pedir ayuda con debilidad y derrota personal.

Las parejas que se mantienen durante algún tiempo en este desolado cuadro, irremediablemente se alejan y algunas terminan en separación. Pero aun en aquellas que continúan juntas, se presenta un gran distanciamiento que los conduce a vivir como extraños bajo el mismo techo. Los maridos se vuelven francamente insoportables cuando combinan la victimización con la irritabilidad. La esposa ante ello trata de consolarlo, pero al esposo le resulta insuficiente, responde con una mezcla de enojo, frustración y ataque. Se escuchan frases como *«no me entiendes»*, *«ya no te importo»* o *«no me quieres igual que antes»*.

La celotipia de los hombres con problemas sexuales crece y empiezan a vigilar estrechamente los movimientos de su esposa, a acusarla de flirteos, coquetería o, inclusive, de deslealtad e infidelidad. Como en la mayoría de los casos, cuando existe una combinación de vigilancia, calumnia y celos exagerados, la esposa responde indignada y se aleja aún más.

El síntoma que lleva a la situación conyugal a un punto crítico es quizá la hipocondriasis. La esposa se da cuenta de que los síntomas del marido no presentan pies ni cabeza y las numerosas visitas médicas han concluido que él está en adecuadas condiciones de salud para su edad. Los médicos que llegan a este diagnóstico, claramente están omitiendo el punto clave: la andropausia. Lamentablemente algunos médicos terminan con una desatinada conclusión porque nunca van a poder diagnosticar un cuadro clínico que puede confundir porque en realidad pertenece a una condición con la que no todos nuestros colegas están familiarizados.

Cuando los síntomas hipocondríacos se multiplican como las cabezas de la hidra mitológica, a la que al cortársela le salían dos o tres en su lugar, resulta claro que los mejores aspectos de la esposa como su comprensión, tolerancia, calidez y receptividad, se ven minados ante la embestida lenta, pero gradual, de los síntomas de su esposo. Y sale a relucir la peor parte de ella, se torna fría, distante y poco accesible. De la misma manera, las mejores cualidades del esposo (liderazgo, protección y fuerza, etcétera) se convierten en debilidad, un peso innecesario sobre los demás y una carga constante para su esposa que siente una ambigua y difícil sensación de haber «perdido a su marido».

Reacciones sobre la familia

A riesgo de ser reiterativos, recordemos que una familia es una unidad y lo que le ocurre a uno de sus miembros tiene repercusiones sobre todos los demás. De este modo, si son funcionales se toman medidas para restablecer el equilibrio acudiendo al auxilio de aquel que esté experimentando dificultades o problemas. Así, vemos que si hay apoyo emocional, afecto y cercanía, la familia se unirá a la persona sintomática y le transmitirá que el lugar y el amor que le tienen es el mismo de siempre y con este apoyo se buscará la ayuda médica y psicológica pertinente para que se elimine o atenúe el problema inicial. Desgraciadamente esto no es lo que observamos con frecuencia, y constituye más bien una excepción. Las familias disfuncionales no se comportan así.

En el caso de la andropausia, como el afectado es el líder y, en términos animales, el macho alfa de la manada, las consecuencias son de confusión, desesperación, incomprensión y hasta exasperación con los cambios del esposo o padre. Y como ocurre con los animales, una vez que el macho líder se debilita, el resto de los miembros trata de establecer alianzas disfuncionales y apoderarse del liderazgo.

Al igual que en el caso de la menopausia, los padres andropáusicos tienen con frecuencia hijos adolescentes o adultos jóvenes. Los adolescentes son particularmente problemáticos ya que para atravesar esta difícil etapa de la vida, requieren de límites y firmeza, cosa que falla en el padre que atraviesa por esta etapa. La esposa generalmente se siente desconcertada y conflictuada entre los problemas que tiene con su marido y las dificultades con los adolescentes. Por lo que, en este caso, los hijos desconocen los límites que establece la jerarquía generacional y la regla es que presenten faltas de respeto flagrantes y retos a la autoridad que el debilitado padre no puede contrarrestar. De nuevo, los impulsos de independencia y los excesos de adolescentes y adultos jóvenes no son contenidos con la firmeza que debieran. En otros casos la impotencia del padre, que nota la creciente fragilidad de sus medidas de contención, producen explosiones de irritabilidad y accesos de cólera que no resultan efectivos, por el contrario, producen aún más rebeldía y burla.

Un buen ejemplo de lo anterior es del difundido audio en redes sociales, grabado por uno de dos hermanos adolescentes al llegar a su casa, mucho más allá de la hora en que el padre había establecido. En la grabación, la voz del papá tiene altos decibeles y está gritando desesperado, en tanto que la voz de los dos adolescentes apenas si se oye.

Advertencia:

La siguiente es una transcripción fiel de un audio grabado en la vida real. Contiene palabras, frases y mensajes ofensivos, vulgares o grotescos que pueden resultar fuertes pero decidimos dejarlo tal cual, sin maquillar con correcciones gramaticales adecuadas, para ejemplificar el estado de explosividad e irritabilidad extrema al que puede llegar un hombre andropaúsico sin darse cuenta. De acuerdo a su criterio, si no desea leerlo, pase a la siguiente parte del texto.

Papá: *¡Ya estoy hasta los huevos!*

Hijo: *Pero papá…*

Papá: *¡Hasta los huevos!…*

Hijo 1: *Pero pá… No hice nada… ¡Me marcaste hace diez minutos!… Me dijiste ya ven, que no sé qué… y a los cinco minutos me vuelves a marcar y me dices «¡Puta madre, te vienes ahorita!».*

Papá: *¡Ya estoy hasta los huevos!*

Hijo 1: *¿Pero de qué? ¿Qué hice?*

Papá: *Mira… jueves, viernes, sábado… ¡Se van a Chicago, Acapulco, Vallarta! ¡Ya cabrones, ya! ¡Les doy el dinero y se lo maman! ¡Les voy a quitar las putas tarjetas, ya estoy hasta los huevos!*

Hijo 1: *Ok. Ok…*

Papá: *¡Ya vienes pedo otra vez!!!*

Hijo 1: *¡No pá! Pero es que… ¡ve cómo te pones!*

Papá: *Ya estoy, ¡hasta la madre! Nada más les voy a decir una cosa: Espero cabrón, levantarme tarde porque te vas a levantar ¡a la misma pinche hora que me levante yo! ¡Vas a ver el puto escándalo!… ¡Eres una mierda cabrón! Y tú también…*

Hijo 2: *¿Yo qué?…*

Papá: *¡No me contestes pendejadas! ¿A qué hora quedaste de llegar?*

Hijo 2: *A las cuatro.*

Papá: *¿Y qué hora es?*

Hijo 2: *Las cinco y cacho.*

Hijo 1: *Pá, neta no es por nada…*

Papá: *¡Cállate cabrón! ¡Tú quedaste también de llegar a la misma hora cabrón!*

Hijo 1: *Ya se pá… pero el uber neta no llegaba…*

Papá: *Mira, ¡vienen pedísimos los dos!*

Hijo: *Te lo juro, eso por mi vida que no.*

Papá: *¡Deja de reírte cabrón! A la hora que les hablé por teléfono, a las 4:33… ¡estaban cenando, par de imbéciles!… Nada más te lo advierto cabrón, esos mensajes que me mandaste ¡se los mandas a tu puta, reputa y rechingada madre cabrón!…*

Hijo 1: *Ok pá…*

Papá: *Cómo… «Si no he llegado, vuélvelo a leer». ¡Pendejo! Qué, ¿somos iguales o qué? ¡Cabrón!*

Hijo 1: *No.*

Papá: *Vas a ver a qué hora te vas a levantar mañana… me van a odiar… Ojalá les estalle la puta y reputísima cabeza. ¡A los dos, cabrón! ¿Sí? Y la siguiente semana se van a pelar… ¡la de pistola cabrón! Te voy a mandar un pinche mensaje…«¿Quieren salir?, …ya te dije que no, ….si no te ha quedado claro, vuélvelo a leer!»… ¡Pendejo!*

(Alejándose, subiendo la escalera, en voz más baja)

Papá: *¡Son un par de ojetes!*

Lo que vemos en el diálogo anterior, además de resultar jocoso y divertido para el que no forma parte de él, muestra un claro ejemplo de un padre desesperado por contener los excesos de sus hijos y de manera simbólica, pero frecuente, la madre no está presente en apoyo del padre. Claramente vemos la disfunción en la autoridad y la falta de contención de los chicos.

La variación de combinaciones, tanto en esposos como entre padres, y las características de los hijos, harían imposible enumerar los diferentes cuadros disfuncionales que se presentan. Lo anterior solo fue un ejemplo extremo de una de las facetas.

La característica desconsideración y egoísmo de los adolescentes, que por cierto contrasta mucho con sus ideas humanistas y filantrópicas; al encontrar a un padre debilitado y a una madre generalmente desconcertada y por lo mismo ausente, hace una combinación fatal.

La esperanza es que, en muchos casos, la adolescencia termina limitada por el tiempo, y, al volverse adultos jóvenes, tiendan a madurar y a mejorar sus conductas, pero decimos «en muchos casos» porque todavía vemos abundantes ejemplos de personas de 25, 30 y 40 años o más que no han abandonado esta etapa.

Para resumir, con la cabeza de la familia debilitada y simultáneamente en problemas con su esposa, la producción de familias disfuncionales es alta. Y la solución efectiva, al alcance de un médico y psicoterapeuta, tristemente no ocurre, principalmente por el desconocimiento de que esta solución existe.

De nuevo la ignorancia del público en general y de la mayoría de los médicos en particular, resultan en un problema frecuente que indudablemente impacta a la sociedad.

Nosotros, hemos visto un buen número de casos en los cuales al abordar la andropausia con un tratamiento efectivo y al combinarlo con unas pocas sesiones de psicoterapia familiar, hay una gran mejoría, tanto en el padre como en el resto de la familia.

2

LO PRIMERO ES LO PRIMERO
(Entendiendo los componentes)

Elementos clave

¿Qué son y cómo se comportan las hormonas y los neurotransmisores?

A lo largo de nuestra vida ocurren cambios hormonales constantes, algunos son poco perceptibles, otros de mediana intensidad (como los ciclos mensuales) y unos más son de gran impacto como la *menopausia* y la *andropausia*.

¿Qué es una **hormona**? El término se originó en 1905 y se deriva del verbo griego ὁρμάω (poner en movimiento, estimular). Esto quiere decir que existen en nuestro cuerpo diversos tableros de interruptores que pueden ser prendidos o apagados según se necesite para adaptarse al medio ambiente o para cambiar de acuerdo con las demandas de la época de la vida.

Vemos entonces que tenemos una enorme cantidad de hormonas de las cuales son conocidas apenas algunas de ellas. Y, como en astronomía existen planetas que sin haber sido vistos se deduce su existencia por diversos cálculos astrofísicos, de la misma manera, hay varias hormonas de cuya existencia se sospecha pero todavía no se confirma claramente. Pese a esto, las hormonas descubiertas nos aportan un conocimiento suficiente para entender varios cambios que ocurren en nuestra vida. Lo anterior expresa que para entender mejor el panorama de cómo nos sentimos, es necesario explicar el comportamiento de nuestras hormonas y entonces la comprensión de lo que nos pasa resulta más completa. De otra manera veríamos pedazos del rompecabezas sin explicación.

Una hormona puede ser entendida como un mensajero entre diversas partes de nuestro cuerpo para lograr una coordinación entre ellas y un funcionamiento en armonía, de donde resulta una sensación de bienestar (consonancia entre las diversas partes) o malestar (falta de cooperación de las diversas partes). Las hormonas pueden enlazar diferentes partes de nuestro cuerpo, sin importar la distancia física entre ellas o lo diverso de sus manifestaciones.

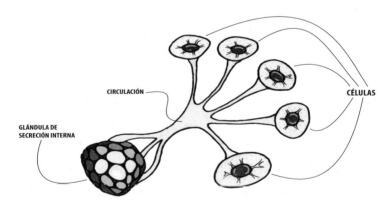

CIRCULACIÓN

CÉLULAS

GLÁNDULA DE
SECRECIÓN INTERNA

Figura 1. Glándula y la circulación

El segundo componente de gran importancia para la comprensión de nuestros cambios, es la existencia de sustancias descubiertas recientemente. Se les llama **neurotransmisores**. El conocimiento sobre su comportamiento y la forma en la que participan de los cambios en nuestro bienestar tiene apenas unos treinta años.

A diferencia del *hardware* de una computadora cuyos millones de diferentes circuitos se comunican por contacto directo para transmitir impulsos eléctricos, los circuitos del sistema nervioso (que no es más que una gran computadora), se comunican sin tocarse más que indirectamente, a esto se le llama **sinapsis**. Y es que entre cada una de los millones de uniones, existe un pequeño lago de sustancias químicas, que viajando entre ellas a gran velocidad producen la transmisión de la información en forma instantánea.

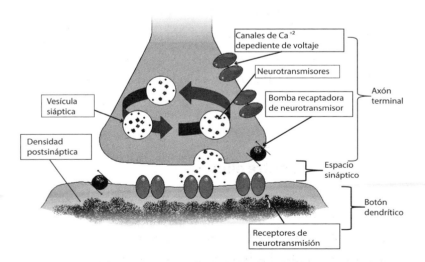

Figura 2. Sinapsis neuronal

Podemos decir que las hormonas y los neurotransmisores son los coordinadores que hacen que diversas partes de nuestro cuerpo actúen como un todo y éste es simplemente la forma cómo nos sentimos. Y varía desde una sensación de gran bienestar (júbilo o éxtasis) pasando por muchos grados, hasta una sensación de profundo malestar (depresión suicida).

El gran defecto de la medicina moderna, ha sido un sistema de especialización y subespecialización, en donde los médicos hemos perdido la noción de que cada ser humano es un todo. Así, en la actualidad hay cirujanos que solo operan hombros y hay médicos internistas que solo se ocupan del hígado, etcétera. Como si fueran partes aisladas y sin conexión, cuando la verdad de lo que sentimos, descansa sobre la totalidad de lo que somos y no sobre el funcionamiento de partes aisladas. El análisis de partes solo vuelve complicada la situación, mientras que el pensamiento del cuerpo como un todo (holístico) nos da respuestas claras y simples. En congruencia con esto, queremos transmitir de manera clara y simple, cómo nos ocurren ciertos cambios que pueden pasar de la devastación a un gran bienestar.

Interacciones entre ellos

Sería muy extenso y más allá de lo que intentamos transmitir con este libro, meternos en las numerosas interacciones que ocurren entre las hormonas y los neurotransmisores. Lo que sí podemos decir es que existe un intercambio mutuo de influencias entre ellos. Lo mejor es recurrir a un ejemplo: las alteraciones del sueño, frecuentes en la menopausia y la andropausia.

Las alteraciones del sueño son diversas y las personas las engloban bajo el término insomnio. Sin complicar las cosas, podemos describir que hay personas que tienen dificultades para conciliar el sueño y existen otras que lo hacen sin dificultad, pero que despiertan a horas inadecuadas (a las tres o cuatro de la madrugada) sin poderse dormir nuevamente o haciéndolo muy cerca de la hora a la que deben levantarse. Al problema de no poder conciliar el sueño se le llama **insomnio de inicio**, mientras que al de despertarse temprano se le llama **insomnio de despertar temprano**.

También existen diversas combinaciones entre estos dos tipos y personas que tienen la mala fortuna de tener ambos, durmiendo cantidades insuficientes y en algunos casos (afortunadamente raros) el paciente parece no dormir.

Veamos en forma simple y clara lo que ocurre en estas interacciones de las hormonas y los neurotransmisores, de tal manera que se altera nuestro bienestar. Todo se inicia porque en la menopausia y en la andropausia declinan los niveles de varias hormonas, pero para simplificarlo diremos solamente que en la mujer bajan los **estrógenos** y en el hombre, la **testosterona**. Recuerden que estamos sacrificando otros factores en pro de una simpleza y claridad de exposición.

Al bajar los niveles de esas hormonas se crea un efecto similar al lanzar un balín en una máquina de las llamadas *pin-ball machines*.

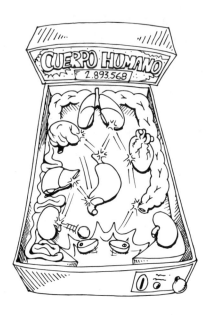

Figura 3. Pin-Ball

Al disparar el balín a gran velocidad, empieza a rebotar contra varios elementos. Conforme los alcanza, se pierden algunos y rebota contra otros, generándose una reacción en cadena. De este mismo modo, el descenso de las hormonas sexuales (estrógenos y testosterona) producen la reacción que describimos a continuación:

Los efectos, no necesariamente en el orden que enumeramos, ocurren en la mayor parte de las personas. El primer efecto es un incremento en la producción de **dopamina**, este neurotransmisor si bien nos da energía, cuando sube, incluso ligeramente, produce estados de nerviosismo, irritabilidad y disminución de la resistencia al estrés cotidiano. Esto puede fácilmente desembocar en el llamado insomnio de inicio. La mujer o el hombre llegan alterados a la cama por lo ocurrido en su día y parecieran no poder detener sus pensamientos, que como manada de caballos desbocados, no pueden ser contenidos. Conciliar el sueño resulta difícil y a veces se prolonga por períodos de dos o tres horas.

Por otro lado, ocurre un descenso en la producción de **serotonina**. Como es el neurotransmisor que armoniza las funciones en del sistema nervioso central, el resultado es que, al no mantener la armonía, despertamos mucho antes de lo que debiéramos. Se parecería a una orquesta en la que los músicos están dormidos, pero uno o dos de ellos empiezan a hacer ruido y despiertan a los demás, que somnolientos, no logran tocar una melodía coherente y en vez de eso producen un ruido infernal. En el caso de una persona equivale no solo a despertar a deshoras, sino a no poderse dormir de nuevo, echando nerviosas ojeadas al reloj y viendo de manera amenazante cómo, sin descansar adecuadamente, se acerca la hora de levantarse. Curiosamente muchos de ellos se duermen diez o quince minutos antes de la hora a la que deben despertarse, sabiendo que es imposible permanecer en la cama a menos que falten a sus obligaciones. Lo anterior es un ejemplo de un insomnio de despertar temprano.

Las personas que padecen de insomnios mixtos tienen descenso de estrógenos y/o testosterona lo que le produce aumento en dopamina y disminución de serotonina.

Para completar el círculo vicioso, el descanso inadecuado produce, vía las interacciones de los neurotransmisores y las hormonas, una caída aún más precipitosa de las hormonas sexuales y ante esto muchos médicos recurren al uso de hipnóticos que no solo no resuelven el problema, sino que le añaden una adicción al problema previo. La persona en poco tiempo ya depende de tomar su medicamento inductor del sueño para descansar. Obviamente lo anterior no corrigió el defecto de base y sí lo agravó.

También debemos notar que por estas interacciones la persona experimenta, además del insomnio, cambios de estado de ánimo, irritabilidad e intolerancia y con frecuencia en las mujeres y en algunos hombres aparecen cuadros de tristeza y depresión. Esto también comúnmente es visto por el médico como «uno de los cambios naturales de la vida» y sin ponerle remedio les dicen a los pacientes que es transitorio y que se compondrá solo. Ignoran las serias alteraciones que conlleva en las vidas personales, conyugales y familiares, así como sus repercusiones en las relaciones laborales y en el entorno en general de consultantes.

Química del bienestar

Cuando la vida avanza hacia los huracanes de estos cambios, nos encontramos con frecuencia indefensos y atemorizados. La ignorancia sobre lo que nos ocurre perturba y algunos de los síntomas son notados inicialmente por las personas cercanas a nosotros, quienes dicen vernos «diferentes», «no eres el/la de antes». Esto no hace más que incomodarnos y aislarnos más. A veces recurrimos a amigos y compadres quienes parecen una fuente inagotable de sugerencias de remedios como tés variados, yoga, masajes, sanadores de diversas filiaciones, desde santeros hasta médiums; y no falta el entusiasta de la teología quien nos dice que es un castigo de Dios, añadiendo «*por lo que tú ya sabes*». Y claro, como todos tenemos rincones oscuros, esto prende como fuego en pasto seco, al tocar nuestras variadas y elaboradas culpas.

Toda la complejidad anterior no es más que una muestra de ignorancia, desperdicio de recursos y tocar en las puertas equivocadas. Lo adecuado es encontrar a un profesional de la medicina familiarizado con menopausia y andropausia, quien a partir de una correcta evaluación diagnóstica pueda poner el remedio en donde corresponde. El primer paso es informarle al paciente que su malestar tiene nombre: se llama **perimenopausia** (alrededor de la menopausia), **menopausia** (durante la misma) y **postmenopausia** (lo que ocurre posterior a ella). En la andropausia ocurren fenómenos similares.

De inicio el paciente siente alivio, al saber que el médico no solo entiende lo que le ocurre, sino que tiene las soluciones adecuadas. Dicho especialista debe, desde luego, estar familiarizado con suficientes bases de endocrinología, que le permitan un conocimiento cercano del funcionamiento de las hormonas y sus diferentes cambios durante la vida. Idealmente debe saber también de neurotransmisores. Es aquí donde la cosa se empieza a poner más complicada, porque generalmente los ginecólogos y endocrinólogos no saben mucho de neurotransmisores pues esto cae en el dominio de neurólogos y psiquiatras. Y a su vez estos carecen de conocimientos suficientes de hormonas para hacer la correlación.

Pero veamos el siguiente paso en la química del bienestar. Una vez hecho el diagnóstico, el siguiente paso es la corrección de la deficiencia hormonal. Esto se logra suplementando lo que falta, teniendo un gran cuidado de no excederse en esta corrección. El exceso de estrógenos y testosterona es tan nocivo como su falta, de aquí que se deba tener un gran cuidado en la correcta dosificación, que a su vez depende de la certera evaluación del nivel con el que llega el paciente a la consulta.

Afortunadamente se cuenta con laboratorios cuyas técnicas de medición de niveles hormonales, son cada vez más refinadas, exactas y sujetas a control de calidad. A este respecto vale la pena hacer notar, que no se debe sacrificar calidad por menor precio, ya que se corre el riesgo de partir de un nivel erróneo, lo cual complica todo el tratamiento.

Una vez logrados los niveles adecuados de las hormonas sexuales, hacemos una breve pausa para ver qué síntomas quedan, sabiendo ya, que se podrán aliviar con un balance adecuado de neurotransmisores. Estos, si bien no pueden ser medidos, sí pueden ser regulados por medio de medicamentos. De este modo disponemos de sustancias que aumentan o disminuyen la dopamina y otras que corrigen los déficits de serotonina.

El panorama de la química del bienestar corregida, representa la transformación del círculo vicioso en uno virtuoso. Así el nivel adecuado de hormonas y de sus repercusiones en los neurotransmisores, proporcionan al paciente un gran alivio de sus síntomas. En vez de insomnio tiene un sueño reparador y adecuado. La irritabilidad, tristeza y depresión ceden paso a un estado de ánimo equilibrado y tranquilo. No le duele la cabeza con lo que se siente contento y hasta eufórico. No padece de vergonzosas disfunciones sexuales. Se siente bien, optimista y tranquilo y se acerca a la sexualidad con deseo y sin temor, se siente vital. Sin notarlo sus huesos se remineralizan y fortalecen. Incrementa su masa muscular, baja la grasa corporal, mejora la autoimagen y le da gusto lo que ve reflejado en el espejo. Todo el conjunto lo hace sentir saludable y fuerte a pesar del paso del tiempo.

De la teoría a lo que vivimos

Andrea vino a la clínica porque estaba experimentando cambios incómodos desde hacía varios meses (entre cuatro y seis). Nos contó que sentía rápidos cambios de estado de ánimo que iban desde la tristeza, la intolerancia y el enojo, hasta grados variables de apatía hacia lo que antes consideraba objeto de su interés y atención, como su trabajo, su relación de pareja y sus hijos. Notaba además que en estos meses había aparecido algo con lo que nunca antes había tenido problema, su sueño.

Inicialmente el problema era conciliarlo, después sintió que éste era superficial y se despertaba muy temprano, pasando largos periodos en vela. Todo esto a pesar de sentirse muy cansada. Sin notarlo, su esposo hacía alusiones, entre serias y en broma, al tema del sexo. Andrea comenzó a estar más al tanto de que, en efecto, su interés sexual había disminuido gradualmente, tanto que ella no lo había notado claramente. Al principio creyó que solo se trataba de cansancio por su insomnio y porque en muchas ocasiones a pesar de dormir no se despertaba refrescada y recuperada. Pero luego advirtió que la disminución en su libido parecía ser un factor aparte del insomnio, al que se le sumó la falta de lubricación ante la excitación sexual. Luego vinieron varios episodios de infecciones urinarias sin motivo aparente.

Al cuadro anterior le acompañaron los dolores de cabeza frecuentes y quizá el más molesto de sus síntomas: súbitamente le recorrían oleadas de calor por todo el cuerpo, acompañadas de enrojecimiento de la piel y sudoración que antes no existía. Pronto se enteró, por amigas y su hermana mayor, que a estas olas de calor se les llamaban «bochornos» y que muchas mujeres los sufren cuando sus períodos menstruales se hacen irregulares y finalmente cesan.

Todo el conjunto de síntomas señalaba claramente la existencia de una perimenopausia que se convirtió al poco tiempo en un cuadro clásico de menopausia. El diagnóstico se confirmó al cuantificar sus niveles hormonales, con el hallazgo de que estos eran muy bajos.

Andrea sintió un gran alivio al saber que lo que ella experimentaba tenía nombre y era tratable de manera relativamente fácil.

En la contraparte masculina, Enrique parecía llevar una vida normal hasta sus 58 años, cuando sin un inicio aparente, notó una disminución en su entusiasmo y vitalidad. Él no era un hombre de mucho ejercicio y había visto que sin comer en forma abundante, su vientre crecía más y más, al punto de que sus pantalones le empezaron a apretar hasta que se rehusaron a cerrarle. Su mujer le comenzó a llamar cariñosamente «mi panzón», desconociendo que el afectuoso apodo era vivido con malestar, ya que a él mismo no le gustaba ver su figura en el espejo.

El poco ejercicio que antes hacía, le empezó a dar una inmensa flojera y terminó por dejar de hacerlo para adoptar una vida sedentaria. Él también, como Andrea en el caso anterior, sintió dificultades con su calidad de sueño, al punto de sentir un gran deseo de que llegara el viernes y un gran pesar de que se acercara el lunes, ya que le costaba mucho trabajo levantarse porque el dormir no le ayudaba a descansar.

Poco tiempo después empezaron a aparecer algunos síntomas en su sexualidad, al principio llegó la falta de deseo y con los meses, un gran rechazo por iniciar una relación sexual. Nos contaba que respondía bien a la iniciativa de su esposa, pero que él ya no la buscaba en ese sentido, a pesar de que tenían un buen matrimonio de treinta y dos años y de que habían llevado exitosamente a sus hijos a ser profesionistas y a dos de ellos a casarse. Solo su hija menor, de 24 años, permanecía en casa con ellos, pero ya les había hablado de la posibilidad de independizarse en su propio departamento.

Enrique creía que su cambio corporal, su falta de descanso por las noches y su indiferencia hacia el sexo, lo conducían a sentirse cada vez más triste y a tener una autoestima que parecía mermar con el tiempo. Parecía haber perdido el sentido y motivación de su vida, cosa que nunca antes le había ocurrido. Se percató de que no tenía la misma fuerza muscular, incluso cargar las maletas durante sus viajes se le hacía cada vez más difícil. Todo esto se redondeaba con la pérdida de cabello y su encanecimiento en las regiones en donde todavía lo conservaba.

En el espejo miraba un rostro arrugado y con cachetes que parecían ser inexorablemente jalados hacia abajo por la fuerza de gravedad, cosa que le daba un aspecto de sabueso viejo. El colmo de sus dificultades y lo que lo llevó a buscar ayuda médica fue que perdió calidad en sus erecciones, a veces durante la relación y otras, ni siquiera conseguía lograrla.

En resumen, su calidad de vida estaba muy disminuida. Se sentía deprimido, sin entusiasmo ni energía, con su salud mermada y pensando, erróneamente, en que por ser todos esos, síntomas inevitables de la vejez, no había nada qué hacer al respecto. Su cuñado, que ya había pasado por lo mismo y se había recuperado, le recomendó acudir a la clínica en busca de ayuda. Como en el caso de Andrea, encontramos una clara disminución en los niveles hormonales y con base en ello instituimos un tratamiento.

3
MENOPAUSIA
Mujeres al borde
de un ataque de nervios

¿Qué es?

La menopausia, a veces conocida por algunas personas como **climaterio,** consiste exteriormente en la ausencia o término del sangrado cíclico, llamado menstruación. De hecho, el término se deriva de dos palabras en latín que son *menós*, menstruación y *pausia*, detención

Si la ausencia de la menstruación fuese todo lo que ocurriera, la mayor parte de las mujeres la considerarían como una bendición, ya que muchas de ellas experimentan cierto malestar previo o durante el ciclo, debido justamente a las variaciones en las hormonas y neurotransmisores interactuando de diversas maneras. Estos cambios, más la molestia de usar tampones o toallas femeninas, las ocasionales vergüenzas que le ocurren a algunas mujeres cuando el hecho se hace notorio, las limitaciones en cuanto a libertad de actividades y la elección de atuendos, etcétera, son las desventajas que harían que librarse de ella fuera un beneficio y no una pérdida.

Desafortunadamente el cambio abarca mucho más que la simple ausencia de los periodos menstruales. Aunque en la vida esto se presenta como un *continuum*, para propósitos de entendimiento, la medicina divide los cambios en tres etapas:

- Perimenopausia
- Menopausia
- Postmenopausia

Perimenopausia

La **menarca** o primera menstruación es uno de los primeros cambios hormonales, físicos y emocionales que en la pubertad experimenta la mujer, junto con las alteraciones sociales que ésta puede llegar a provocarle. Alrededor de los 40 años, se enfrentan nuevamente a alteraciones hormonales graduales que, sin representar una pérdida de los ciclos menstruales, si provocan que estos se vuelvan irregulares en grados variables. Con los cambios emocionales, la mujer puede ver afectada su autoestima, sentir que está cansada, que el tiempo la golpea, que sus hijos ya no dependen tanto de ella, que su relación de pareja ha caído en cierta monotonía y su marido parece haberse vuelto más distante. Experimenta episodios de tristeza sin aparente causa y todo esto refleja un cambio importante en su vida.

A todo esto se le llama **perimenopausia** y se extiende hasta el momento en que cesa la menstruación. Ello puede variar de mujer a mujer, pero en general podemos decir que abarca entre cinco y diez años.

Tradicionalmente muchos de los síntomas considerados propios de la menopausia, como los bochornos, los cambios rápidos de humor y el insomnio, pueden presentarse durante este periodo, en la mayor parte de las mujeres. Y es que, sin duda, los cambios hormonales, se empiezan a insinuar durante este periodo pero llegan a su pináculo hasta la siguiente etapa.

Quizás el aspecto más importante por cuidar en este periodo, consiste en que observen los ligeros cambios que su cuerpo presenta, independientemente de que tengan o no la regla, y que estén conscientes que no todas sus dificultades obedecen a cansancio, monotonía o falta de dirección. Deben saber que mucho de lo que sienten es corregible de manera relativamente fácil con una buena evaluación, ajuste de las deficiencias y siempre con una orientación psicológica adecuada.

Menopausia

La **menopausia** tiene su claro inicio cuando se presenta la suspensión definitiva de los periodos menstruales. Y en algunos criterios ginecológicos el diagnóstico solo se admite cuando la mujer tiene un año sin menstruar. Pese a que el tiempo sin menstruación es flexible entre los especialistas, el común denominador es la falta de sangrado menstrual.

Las mujeres experimentan este periodo entre los 45 y 55 años de edad, con un promedio de aparición entre 50 y 51 años. No tener periodos menstruales NO ES UNA ENFERMEDAD, el problema son la variedad de cambios que acompañan a la suspensión y llevan diariamente a muchas mujeres a tener serios problemas de salud, como consecuencia de los bajos niveles de estrógenos, progesterona, testosterona y DHEA, por ejemplo: el riesgo de sufrir infartos aumenta durante y después de la menopausia, también el riesgo de desarrollar cáncer en diversas partes del cuerpo y se ha visto que el deterioro neuronal que termina en demencia, se inicia en forma leve en esta etapa de la vida. En Estados Unidos se le llama a esto *Mild Cognitive Impairment* o Deficiencia Cognitiva Leve. La importancia de esta deficiencia es que con frecuencia predice que años más tarde se convertirá en una franca demencia. Afortunadamente no es así en todos los casos, ni en la mayoría de ellos.

Un sesenta por ciento de las pacientes experimenta el conjunto de los síntomas estándar, pero hay un veinte por ciento en cada extremo que se sale de la regla; en otras palabras, un veinte por ciento de las mujeres transitan por esta etapa con un cuadro totalmente benigno en el que solo experimentan la ausencia de la menstruación. Mientras que, en el otro extremo, se encuentra el veinte por ciento restante que la vive con síntomas muy severos y en algunos casos hasta incapacitantes. Y en los tres grupos existen matices en la suavidad o severidad de los síntomas.

Vale la pena mencionar que existen casos cuya aparición no sigue los cursos típicos o comunes. Algunas menopausias son precipitadas por cirugías que incluyen la extirpación de los ovarios (menopausia quirúrgica). En otros casos atípicos aparece como resultado de un tratamiento de cáncer que incluya radiación o quimioterapia (menopausia médica). En ambos casos, como resultado de estas intervenciones, podría aparecer en edades mucho más tempranas (entre los 30y 40 años) y hemos visto pacientes entre 20 y 30 años que la experimentan.

También dentro de este apartado, existen casos, afortunadamente raros, de un padecimiento llamado falla ovárica prematura (FOP). La literatura médica indica que la FOP afecta aproximadamente a una o dos mujeres de cada cien. Es importante decir que algunas de estas fallas ováricas, reactivan sus funciones normales, después de haberlas suspendido un tiempo, cuya duración es muy variable. En estos casos es frecuente identificar un factor psicológico importante, como la pérdida de un ser querido, un accidente o periodos de depresión severa sin motivo aparente.

Sabemos que esta falla en los ovarios se presenta en mujeres muy jóvenes que padecen anorexia nervosa, un trastorno por el que las jóvenes dejan de comer, inclusive perdiendo más allá del cuarenta por ciento de su peso corporal y uno de los síntomas clave para el diagnóstico, es la desaparición de la menstruación. Esto como resultado de una falla ovárica prematura, pero afortunadamente, cuando la mujer normaliza sus hábitos alimenticios y empieza a ganar peso, se restablece la función ovárica, apareciendo el sangrado menstrual. Este es irregular inicialmente, pero conforme el peso se aproxima al adecuado para su edad y talla, los periodos menstruales son regulares y hasta normales.

Postmenopausia

En algunos criterios médicos y de laboratorio, se llama **postmenopausia** al periodo que sigue después del cese de la menstruación, y para otros, es el tiempo que se inicia entre cinco y diez años después a la pérdida de la regla. Pero para aspectos prácticos, aquí, en este libro consideramos los términos de menopausia y postmenopausia como intercambiables.

¿Cómo se siente?

La mayor parte de los síntomas son causados por la fluctuación en los niveles hormonales, sobretodo en la perimenopausia (diez años aproximadamente). Finalmente se rinden los ovarios produciendo un déficit sostenido de hormonas. Aquí viene al caso señalar que entre más temprano aparezca la menopausia, la severidad de los síntomas será más acentuada.

Para introducir en forma muy esquemática y resumida el cuadro de menopausia, si se siente usted irritable sin razón, si tiene problemas para dormir, si siente palpitaciones y está segura que su termostato (regulación de temperatura) se comporta de manera loca e impredecible, es muy probable que esté iniciando una perimenopausia o una menopausia franca.

Los malestares que a continuación describimos no están en orden de importancia sino en función de la frecuencia y grado de malestar que producen en las pacientes.

Bochornos

Es tal vez el malestar más desagradable y frecuente en las mujeres. Es evidente no solo para ellas sino también para el esposo, familiares y amigos que, al ver la aparición de este síntoma, les dicen de forma derogatoria o agresiva: «¡*Estás menopáusica!*».

El bochorno consiste en un súbito enrojecimiento de la cara y el pecho, que se siente como una «oleada de calor intenso» que sube desde el pecho al cuello y a la cabeza. Se acompaña de sudoración y dura de unos segundos a un par de minutos. La frecuencia tiene enormes variaciones de mujer a mujer, puede ir de dos a tres episodios diarios en los casos leves o llegar a más de diez, en los más serios. El promedio en las pacientes está en cinco o seis veces al día.

Los bochornos aparecen normalmente en el día, pero algunas pacientes los experimentan también durante la noche, ocasionando molestas interrupciones en el sueño.

Quizá uno de los aspectos más aparatosos es la sudoración abundante, al grado de necesitar un cambio de ropa personal o de cama. Existen varios factores involucrados en la producción de estos bochornos, entre ellos los neurológicos, vasculares y de regulación de la temperatura corporal.

Cambios súbitos en el estado de ánimo

Estos pueden ser de muchos tipos, como: irritabilidad, nerviosismo, tristeza, episodios de llanto sin causa aparente, depresión, intolerancia, agresividad, retraimiento, ensimismamiento, lástima por sí mismas, aumento de reacción a los aconteceres cotidianos, dramatismo, exageración, ideas de rechazo, pesimismo y catastrofismo. La intensidad de cada una de estas alteraciones, varía considerablemente de mujer a mujer.

Todos estos cambios son impredecibles y parecen no tener relación con lo que está ocurriendo en sus vidas, aunque con frecuencia, estos aconteceres son usados para justificar el enojo, la tristeza o la intolerancia.

En ocasiones, la depresión aparece con la menopausia. Esto puede estar relacionado con una sensación de pérdida de feminidad, que algunas mujeres experimentan ante la falsa creencia de que esta etapa las vuelve menos mujeres, también está ligada al hecho de renunciar para siempre a tener hijos y, por último, existe un mecanismo hormonal para la generación de una depresión. Éste sería un aumento de actividad de progesterona con su tendencia tranquilizante o sedante. Por otro lado, los estrógenos con su actividad estimulante se encuentran disminuidos. Ocurre entonces que la mujer se siente deprimida.

Falta de energía, cansancio y fatiga

Este síntoma generalmente aparece de manera lenta y acumulativa. Y muchas mujeres no pueden precisar cuándo empezó. Por supuesto, al cansancio se le añade una pérdida de motivación y estímulo para llevar a cabo las actividades normales, sobre todo aquellas que requieren de algún esfuerzo como el ejercicio, el lidiar con los hijos, los problemas cotidianos y los desacuerdos conyugales.

Alteraciones del sueño

Es un síntoma muy frecuente pero su severidad varía ampliamente:

- Tenemos mujeres que solo experimentan mayor dificultad para conciliar el sueño, prolongándose el tiempo que transcurre entre apagar la luz, decidir dormirse y lograrlo.
- Otras que, al tener el sueño más ligero, se despiertan varias veces durante la noche, experimentando dificultades para volver a dormirse.
- Hay otras que pueden conciliarlo y no despiertan durante la noche, pero sí abren los ojos para despertarse por completo aún de madrugada.
- Por último, mujeres que de manera combinada presentan todos los síntomas mencionados, teniendo dificultades para conciliar el sueño, despertándose con frecuencia durante la noche y luego acortando su sueño a cuatro o cinco horas.

Claramente esto tiene relación directa con el síntoma anterior, ya que la persona que no duerme bien, no despierta refrescada y se siente cansada y fatigada durante el día.

Variaciones en la figura y en el peso

Es un síntoma común en muchas mujeres y es que en algunas los cambios de estado de ánimo producen mayor apetito, a otras se le suma que no tienen energía para hacer ejercicio y se desequilibra la relación saludable entre los músculos y la grasa

El metabolismo, esto es, la relación entre el consumo de energía y el gasto de ésta, se encuentra alterado con frecuencia, resultando en que la energía no consumida se transforma en grasa y se deposita en las zonas sobre las que actúa la fuerza de gravedad, produciéndose la consecuente flacidez que las mujeres tanto temen.

Disminución en el deseo sexual

Si bien no todas las mujeres experimentan este síntoma, su aparición es lo suficientemente presente para considerarla en nuestra lista de malestares importantes.

Claramente otros factores intervienen en esta baja del deseo sexual, la perimenopausia y la menopausia son solo dos de ellos. Otros factores a considerar podrían ser: la monotonía de tener varios años de casados, la disminución normal entre la pareja, las escasas manifestaciones cariñosas no sexuales, la interferencia de los hijos que van creciendo y los problemas de la vida cotidiana en general.

Es cierto que la mayor parte de las mujeres que sienten bochornos, insomnio y el resto de los síntomas de este periodo, tendrían por razón natural alguna interferencia con el deseo sexual.

Independientemente de los puntos que mencionamos, la disminución de hormonas sexuales durante este periodo, puede por sí misma, ser uno de los factores de más peso en la interferencia con las ganas de cercanía sexual con su pareja. Aunque existen casos aislados de aumento de apetito sexual e inclusive de hipersexualidad.

Dolores de cabeza

La medicina sabe bien que en el mecanismo de producción de los dolores de cabeza intervienen diversos factores como: la proporción entre agua y sales, el grado de tensión en los músculos de cabeza y cuello, los factores hormonales, los mecanismos de desintoxicación del cuerpo y cambios vasculares.

En el caso de los dolores de cabeza, propios de este periodo, sin duda, los factores hormonales son los que ocupan el primer plano, pero su mecanismo de acción es poco conocido. Se especula, que al faltar progesterona, con su papel tranquilizante y antiinflamatorio, ocurre un aumento en la tensión de los músculos antes mencionados. También podría ser que la disminución de masa muscular y falta de ganas de hacer ejercicio, produzcan una baja en las endorfinas, cuyo efecto en el bienestar es muy claro. Si a esto le sumamos la falta de sueño y las variaciones vasomotoras (cambios en el calibre de los vasos) de los bochornos, ya tendríamos prácticamente todas las causas de las cefaleas.

Alteraciones cognitivas

Un gran número de mujeres experimenta durante la menopausia dificultades para enfocar su atención (concentración) o con la memoria. Esto se explicaría por las interacciones entre las hormonas y los neurotransmisores (más adelante hablaremos de ellas).

Basta decir en este apartado que, al disminuir los niveles normales de estrógenos y progesterona, hay una repercusión sobre las neurohormonas, que desde el sistema nervioso intervienen en la regulación de otras hormonas y de neurotransmisores. De este modo algunas alteraciones en tiroides y glándulas suprarrenales producen trastornos de atención y concentración. Los trastornos de la suprarrenales con frecuencia producen el llamado síndrome de fatiga adrenal, que provoca entre otras cosas, pensamientos borrosos y olvidos frecuentes.

Aunque conocemos el efecto de las neurohormonas sobre los neurotransmisores, su mecanismo de acción no ha sido esclarecido con precisión. De este modo, sabemos que las bajas en dopamina disminuyen la atención, causando aparentes lapsos de fallo en la memoria, ya que la persona dice tener mala memoria cuando en realidad tiene un defecto de atención. No es lo mismo *«no me acuerdo dónde dejé mis llaves»* que *«no me fijé (defecto de atención) dónde dejé mis llaves»*.

Alteraciones en genitales y vías urinarias

Al disminuir el efecto protector que los estrógenos tienen sobre la capa de recubrimiento de la uretra y la vagina, la mujer tiene infecciones urinarias y vaginales con más frecuencia. Esta ausencia de protección también explica la resequedad vaginal y el dolor que siente durante la relación sexual ante la falta de lubricación.

Alteraciones en la piel

Es tal vez la etapa en la que piel sufre mayores cambios. Son visibles más arrugas, falta de firmeza, resequedad, aparición de manchas y un avance súbito en la apariencia de envejecimiento. De hecho, muchas señoras dicen estar «ajadas», nombre popular que engloba todos los síntomas antes mencionados. Al notar esos cambios, muchas gastan enormes cantidades de dinero en cosméticos. Pese a las promesas, ninguno de esos productos se dirige a la raíz de los problemas de piel, su éxito es más producto de la mercadotecnia que de sus bases médicas.

Mientras no se traten las alteraciones hormonales de fondo es obvio que ningún producto «quita arrugas» o «mejorador del colágeno» les regresará esa apariencia juvenil que perdieron y tanto tratan de recuperar. Para entender estos cambios, nos tenemos que referir a variaciones en los niveles de hormonas, neurotransmisores y las interacciones entre ellos. Más adelante hablaremos de ello.

¿Qué la acompaña?

Con la menopausia, frecuentemente, se presentan otros problemas de salud. Las dos alteraciones comunes que se presentan en la vasta mayoría de las mujeres y solo es cosa de tiempo para que se desarrollen, son:

- Desmineralización de los huesos (osteopenia y osteoporosis).
- Enfermedad cardiovascular.

Las que afectan solo a una minoría son:

- Diabetes.
- Demencias (deterioro neuronal) y Alzhéimer.
- Algunos tipos de cáncer.

Desmineralización de los huesos

Los huesos tienen básicamente dos componentes: una matriz de proteínas, cuyo aspecto es de una esponja de poros bastante cerrados, y un depósito de una variedad de minerales, en la creencia popular es solo calcio pero en la práctica médica conocemos que existen otros minerales como magnesio y manganeso y en menor cantidad el cobre, silicio, boro y zinc.

El depósito dc minerales sobre la matriz proteica sería parecido a los tabiques en un edificio, cuya estructura básica es de metal. Por ello mismo, si le quitáramos los tabiques a un edificio quedaría en pie, pero lleno de agujeros. Algo similar ocurre con los huesos, cuando les quitamos los minerales, queda la matriz proteica con más o menos la misma forma del hueso, pero con aspecto poroso, de aquí que el nombre de la enfermedad es osteoporosis (hueso poroso). Un grado menor de desmineralización produciría el mismo aspecto, pero con poros más pequeños y más aislados entre sí, a eso se le llama osteopenia (pérdida de hueso).

Una y otra no son más que grados diferentes de un mismo padecimiento. Pero también en sus manifestaciones externas habría diferencias sustanciales, ya que en la osteoporosis se pueden sufrir fracturas por traumatismos leves y aun fracturas espontáneas sin traumatismo. De este modo, hemos visto personas que sienten que algo «tronó» (fractura) en su cadera y se cayeron al suelo, la mayoría cree que la caída produjo la fractura cuando en realidad es al revés, se fracturaron y por eso se cayeron.

En la osteopenia es difícil que se produzcan fracturas con traumatismos leves, aunque sí se producirían con traumatismos de menor severidad que los que rompen a un hueso normal y sano.

Las fracturas más frecuentes en el cuerpo de una mujer osteoporótica, ocurren en el cuello del fémur y por su localización, a estas fracturas se les conoce comúnmente como fracturas de cadera.

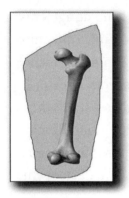 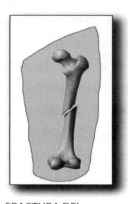 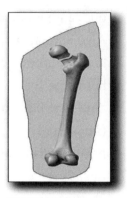

FEMUR SANO

FRACTURA DEL
CUERPO DEL FERMUR
(TRAUMÁTICO)

FRACTURA DEL
CUELLO DEL FEMUR
(OSTEOPOROSIS)

Figura 4. Fractura de fémur

También hay fracturas en otras partes del cuerpo, como las muñecas, los tobillos, y quizá la más importante por sus repercusiones devastadoras es el colapso de una vértebra. Y de entre las vértebras, las lumbares son las más afectadas, provocando muchas veces que al colapsar el cuerpo vertebral se altere el conducto raquídeo cuyo contenido es o la médula espinal o los nervios que le siguen, a ese conjunto se le llama *cola de caballo*. En cualquiera de los dos casos, las repercusiones neurológicas pueden ir desde las más severas, con la consecuente parálisis de miembros inferiores y pérdida de control de esfínteres, y en casos más leves, el único síntoma es dolor persistente en la espalda baja que se corre por los glúteos a la parte de atrás del muslo que a veces alcanza hasta la pantorrilla.

Enfermedad cardiovascular

Éste es un término que engloba generalmente la ocurrencia de infartos en el corazón, aunque la enfermedad vascular puede afectar a otras partes del cuerpo como las arterias cerebrales en donde se producen infartos o embolias de grado y extensión variable. También abarca eventos como coágulos de sangre, que desprendiéndose de venas inflamadas en las piernas (flebitis) pueden ir a dar a los pulmones, ocasionando infartos pulmonares que generalmente son serios.

Prácticamente resulta extraño hablar de mujeres que hayan sufrido un infarto en el corazón, la verdad es que casi siempre lo consideramos un padecimiento de hombres. El hecho es que la frecuencia de estos se iguala en hombres y mujeres después de la menopausia de éstas. Previo a los 45 o 50 años de la mujer, la frecuencia de infartos en el corazón es mínima en comparación con lo que ocurre en el sexo masculino, en donde encontramos más casos. Después de la menopausia las estadísticas indican que la incidencia prácticamente se iguala.

¿Cuál es la explicación de esto? Recordemos que al describir las funciones de los estrógenos hablamos de que desempeñan un papel protector en la capa de recubrimiento interior de los vasos sanguíneos, llamada endotelio. El agrietamiento de éste es el factor común a todas las dificultades cardiovasculares que enumeramos al principio de este párrafo. En la llamada disfunción endotelial se origina la acumulación de placas de colesterol en una arteria coronaria en el corazón o en una arteria cerebral y también puede generar las embolias desde las venas en las piernas, que se traducen en infartos pulmonares.

Vemos entonces la razón por la que después de la menopausia, al carecer los vasos de esta importante función protectora, las enfermedades cardiovasculares igualan en número a las de los hombres porque que ahora ambos carecen de la función protectora de los estrógenos.

Pasemos ahora a otras enfermedades que se pueden presentar después de la menopausia a corto, mediano o largo plazo. El papel de la caída de los estrógenos y progesterona en estas enfermedades, no necesariamente cuenta como causa de ellas, pero si puede ser un factor de varios, en el mecanismo de producción de la enfermedad.

Diabetes mellitus

Muchas mujeres, sobre todo aquellas con tendencias hereditarias por tener padres, hermanos o abuelos diabéticos, encuentran después de la menopausia la aparición de los primeros índices altos de azúcar (glucosa) en sangre.

Algunas de ellas han dejado de hacer ejercicio, subieron de peso, tuvieron alteraciones de apetito que las hicieron comer más y es frecuente que mujeres insomnes, hagan viajes al refrigerador en la creencia de que si comen algo conciliarán el sueño de manera más fácil. Si bien las alteraciones hormonales no fueron una de las causas del desarrollo de la diabetes sus repercusiones sí dieron lugar a factores que promueven la aparición de ella.

También cabe aclarar que algunas pacientes con tendencias hereditarias pueden desarrollar la enfermedad mucho antes de su menopausia por lo que sus efectos en el organismo podrían presentarse con mayor severidad.

Demencias

Se conoce como demencia a la pérdida de las funciones mentales superiores que existían previamente. Algunas de ellas son: memoria, capacidad de concentración, velocidad de respuesta, procesamiento de datos y resolución de problemas entre otros. Es importante notar que muchas mujeres después de su menopausia, experimentan en forma leve, algunos de estos síntomas y muchas de ellas han acudido a nosotros alarmadas por pensar que están iniciando algo que a la larga las hará perder sus facultades mentales.

Para tranquilidad de ellas, habría que decirles que estos síntomas no progresan hacia un estado de demencia incapacitante, como la que se observa en los casos de enfermedad de Alzheimer, que es probablemente la demencia más conocida, tanto que es usada como insulto para molestar a alguien que no recuerda algo.

Igual que en el caso de la diabetes, es muy probable que aunque sabemos que los estrógenos y la progesterona tienen alguna función de protección neuronal, esto no explicaría por qué solo algunas de estas mujeres progresan hacia una demencia clara, mientras otras tienen los llamados signos cognitivos suaves, como cierta pérdida de memoria con la edad.

Cáncer (algunos tipos)

Es muy posible que la aparición de la mayor parte de los tipos de cáncer no esté conectada con las variaciones hormonales de la menopausia, sino con la edad de la persona. Pero algunos como el cáncer mamario y el uterino, si bien pueden ocurrir antes de la menopausia, después de ésta, la frecuencia tiende a subir. De nuevo, otros factores de edad podrían estar implicados, aunque debe haber algún tipo de conexión, particularmente en aquellos tumores que contienen células sensibles a los cambios hormonales. A estas células se les llama hormonoreceptoras y su crecimiento súbito puede desarrollar tumores, afortunadamente solo en un pequeño número de casos.

Las fichas en el tablero

Hormonas

Hablamos en el capítulo uno del entendimiento de las hormonas en general y ahora abordaremos el papel que cada una desempeña en lo particular. Es decir, cada hormona actúa como un instrumento en la orquesta y resulta importante explicar la naturaleza de cada instrumento y el rol que desempeña en la melodía.

El jugo de la felicidad o el veneno del malestar: los estrógenos

Una parte fundamental de los órganos sexuales femeninos está representada por los ovarios y son la principal fuente de producción de los estrógenos.

Estos tienen un gran abanico de efectos, en su mayoría de gran utilidad para el bienestar de la mujer, pero en una pequeña parte, debemos señalarlo, tiene algunas repercusiones dañinas. Si nos limitamos a hablar del efecto de los estrógenos, el gran impacto sobre la calidad de vida no depende tanto de sus influencias sino de la cantidad existente en el cuerpo femenino. Es decir, hablando de ellos, los dos factores a considerar son sus influencias y los efectos que sus cantidades variables producen sobre el bienestar.

Es importante aclarar que los estrógenos no son una hormona, sino un grupo de ellas con efectos similares cuya variación se localiza más en la intensidad de estos efectos que en la diferencia de los mismos.

Los principales estrógenos son la estrona, el estradiol y el estriol. El cuerpo femenino produce combinaciones variables de este trío en respuesta a las diferentes condiciones del organismo.

- **Estrona (E1):** relativamente inactivo y predomina después de la menopausia.

- **Estradiol (E2):** El más activo de los estrógenos.

- **Estriol (E3):** Es el producido principalmente por la placenta durante el embarazo.

Otra característica importante para entender lo referente a la producción de cada uno de ellos y sus combinaciones es que no se trata de una cantidad constante. Como las mareas y los ciclos de la luna, también tienen variaciones mensuales y a veces tan parecidas a ella que presentan ciclos de veintiocho días.

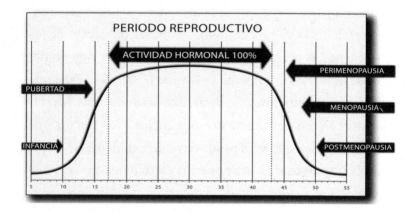

Figura 5. Actividad hormonal en la mujer

Hay variaciones de estas hormonas en las diferentes etapas de la vida. Así tenemos que en la infancia hay poca producción de este grupo de hormonas, pero su cantidad aumenta en la pubertad (12 a 14 años) y llega a su máximo en la adolescencia (15 y 18 años). Luego se mantiene por veinticinco años, con tres o cuatro años de variación de mujer a mujer. Este grupo de hormonas comienzan a disminuir cuando llega la perimenopausia y cesa definitivamente cinco a siete años después en la etapa llamada menopausia. Los niveles se estabilizan a la baja, como en la infancia, por el resto de su vida en la postmenopausia. Es importante recalcar que se trata de un gran ciclo que presenta características muy similares al principio y al final de la vida reproductiva de la mujer pero en sentido inverso.

En el caso de los estrógenos sobre el cuerpo, estos inician con la pubertad y la adolescencia al presentarse la primera la menstruación. Después viene la transformación del cuerpo de niña a mujer. Interviene en la aparición de los caracteres sexuales secundarios como: el crecimiento de los senos, el ensanchamiento de las caderas, el modelado de los glúteos, los muslos y la cintura.

El papel más importante de este grupo de hormonas consiste en su participación directa en la reproductividad humana. Preparan (durante la primera mitad del ciclo menstrual) la matriz (útero) y específicamente, su membrana de recubrimiento interno (endometrio) haciéndolo gradualmente más grueso y rico en flujo sanguíneo permitiendo de este modo que un óvulo fecundado encuentre un medio ambiente propicio para anidarse en él.

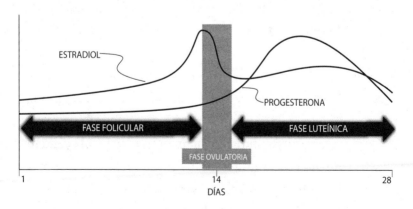

Figura 6. Curva de estrógenos y progesterona

Sí, el papel principal de los estrógenos es en la vida reproductiva pero debemos considerar sus aportaciones sobre otros aspectos de la salud femenina en general, como:

- Bienestar y optimismo.
- Energía y empuje.
- Elasticidad y tersura de la piel.
- Mantenimiento de la salud vascular.
- Preservación de la masa mineral de los huesos.
- Distribución óptima de la grasa corporal.
- Optimiza el equilibrio entre la producción y el gasto energético del cuerpo.
- Aumento en alerta mental, concentración y atención.
- Mejoría en el deseo sexual.
- Incremento en la resistencia física y la fuerza muscular.
- Ayuda a la regulación de la temperatura corporal.

Ampliando cada uno de los puntos anteriores:

- Los estrógenos, a quienes algún autor anónimo les llamó el «jugo de la felicidad», si bien no logran la felicidad, sí producen un efecto sostenido de bienestar que sin duda juega un gran papel en la calidad de vida de la mujer. Simultáneamente parece ser la base del optimismo que se sostiene durante los 30 años que dura su producción máxima.

- Las mujeres con cantidades adecuadas de estrógenos, se sienten plenas, vitales, alegres y con razonablemente buena autoestima.

- A partir de la adolescencia este vital elemento participa de manera directa en la formación de las aspiraciones y deseos de logro en las vidas de las mujeres.

- El famoso cutis de durazno, con gran elasticidad y tersura es un efecto directo de los estrógenos sobre el componente llamado colágeno de la piel. Este componente es el sostén y proporciona la suavidad óptima que no sea ni tan suave que se cuelgue ni tan tensa que se vuelva frágil.

- La salud vascular es el mantenimiento adecuado de las paredes arteriales y venosas y el resultado de muchas interacciones. Entre ellas destaca la capacidad de los estrógenos para preservar la función del endotelio, conservándolo limpio de grietas (parecido al teflón) y de adherencias.

Es conocido en medicina el papel de la disfunción endotelial (agrietamiento con depósitos de placas de colesterol e inflamación) en la producción de infartos y embolias. Resulta interesante señalar que estadísticamente mientras las mujeres conservan sus estrógenos no tienen infartos, mientras que la frecuencia de estos aumenta al disminuir la cantidad de ellos en la circulación.

- Los huesos están formados de una especie de tejido esponjoso hecho de proteínas sobre el que se depositan diversos minerales como el calcio, magnesio, manganeso, sílice, cobre, etc. La cantidad de minerales depositada sobre la matriz proteica, es lo que le da solidez y resistencia estructural al hueso, que a su vez le dará estructura y sostén al resto de los tejidos. Mientras la cantidad de estrógenos es óptima, los huesos conservan sus minerales y su solidez. Mientras que al disminuir aquellos, los huesos se vuelven frágiles perdiendo pocos minerales (osteopenia) o muchos minerales (osteoporosis).

- Mientras existen cantidades funcionales de estrógenos en el cuerpo femenino, la mujer que se mantiene con ejercicio corporal y buena alimentación tiene una cantidad de grasa que preserva un cuerpo adecuado en belleza y atractivo físico. Al disminuir estas hormonas la mujer tiende a ganar peso y a perder la forma que la caracterizó en la juventud y eso a pesar de que muchas mantienen un adecuado régimen de ejercicio físico y alimentación.

- El equilibrio entre el gasto y el consumo de energía se ve reflejado en el cambio de peso y forma, así como de cantidad de grasa corporal, que pareciera ser independiente de consumir menos y gastar más. Dicho en pocas palabras, con estrógenos inadecuados, a la mujer le representa un esfuerzo mayor mantenerse en peso ideal y en apariencia atractiva.

- Sin duda las funciones mentales de velocidad de procesamiento, memoria, concentración y atención, si bien resultan de la interacción de otros factores, los estrógenos parecen jugar un papel importante en la preservación de estas características.

- Al bajar la producción de los estrógenos, las mujeres tienen más dificultades para concentrarse, experimentan una ligera pérdida de memoria y piensan un poco más lento. A este aletargamiento se le llama de diversas formas en el lenguaje popular.

- Sin ser el único elemento en la sexualidad es verdad que los estrógenos juegan un gran papel en esta importante actividad tanto reproductiva como recreacional. La sexualidad consta básicamente de dos partes: el deseo y la función. Este grupo de hormonas participan en ambas partes, manteniendo el deseo vivo y la funcionalidad en forma de flexibilidad y lubricación vaginal y sin duda tiene algún papel en la producción del orgasmo (aunque en éste participa también la habilidad del marido).

- Aunque la resistencia física y la fuerza muscular es mayormente derivada de la testosterona, los estrógenos parecen tener un papel, aunque sea secundario en esta función.

- De algún modo no totalmente esclarecido, pero probablemente a través de sus relaciones con el centro termorregulador hipotalámico y con la función tiroidea, los estrógenos parecen tener un papel en el equilibrio de una temperatura constante, adecuada al bienestar.

La hormona de la calma y la tranquilidad: la progesterona

La progesterona es una prima cercana de los estrógenos muy parecida en cuanto a su estructura molecular pero con algunas variaciones que hacen que sus funciones en la vida femenina sean diferentes. Al igual que los estrógenos, la progesterona viene del colesterol, por lo que también se le denomina **hormona esteroidea**.

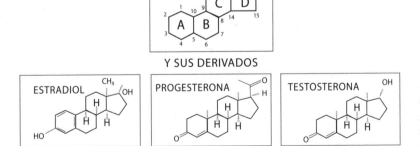

Figura 7. Ciclo Pentano perhidrofenantreno, precursor del colesterol

Este mismo núcleo es compartido por otras hormonas importantes en el cuerpo como la pregnenolona, la DHEA, la androstenediona y la mismísima y muy famosa testosterona.

La progesterona se produce en los ovarios, específicamente en el llamado «cuerpo amarillo». Hagamos una muy breve explicación de éste: en la superficie de los ovarios existe un gran número de pequeños corpúsculos llamados *folículos de Graaf*. Un folículo que sería ligeramente más pequeño que la cabeza de un alfiler es un saquito que contiene un óvulo nadando en un líquido. En el momento de la ovulación, uno de los folículos (el más cercano a la superficie del ovario) revienta, liberando al óvulo para ser tomado por los llamados pabellones de las trompas. Al resto del folículo, ya sin líquido y sin óvulo, se le llama cuerpo amarillo y es el principal productor de progesterona. Esta hormona, como su nombre lo indica, tiene como papel el promover la gestación o embarazo. *Pro*, a favor de. *Gestós,* embarazo.

Lo que hace la progesterona es mejorar la preparación hecha por los estrógenos en la primera mitad del ciclo (etapa proliferativa) cargando la membrana de recubrimiento, previamente engrosada, con depósitos de material nutritivo que servirán de sostén al óvulo recién anidado en la pared del útero.

Este material nutritivo es producido y facilitado por la progesterona, por lo cual a su acción sobre la pared de la matriz en la segunda mitad del ciclo menstrual se le llama etapa secretora.

Pero además de su principal función en el embarazo, la progesterona desempeña un papel importante en la vida de la mujer de los 15 a los 45 o 50 años, durante este tiempo es claro que la mayor parte de las mujeres no están embarazadas y, si el papel de la progesterona se limitara a proporcionar embarazos saludables, el resto del tiempo resultaría superfluo pero esto no es así. Esta hormona también contribuye a:

- Evitar los sangrados menstruales prolongados, limitándolos a su tiempo normal, de tres a cinco días.
- Proteger los huesos.
- Proteger de enfermedades cardiovasculares.
- Proteger contra algunos tipos de cáncer.
- Proporcionar bienestar, tranquilidad y ecuanimidad (depresión en ciertas condiciones).
- Ayudar a transformar la grasa en energía.
- Prevenir el deterioro neuronal.
- Controlar la motilidad intestinal.

Para entender mejor los puntos anteriores:

- Sin la participación de la progesterona, los sangrados menstruales se prolongarían más allá de su tiempo normal y producirían, además del malestar y la incomodidad del tiempo, diversos grados de anemia y déficit de hierro por la pérdida de sangre.

- Junto con los estrógenos, la progesterona, parece también jugar su papel protegiendo la masa mineral de los huesos y con ello su solidez.

- De forma parecida a los estrógenos, la progesterona contribuye a mantener la integridad de la capa que recubre el interior de los vasos (endotelio) previniendo así la producción de depósitos de placa (sarro) y eventualmente infartos y embolias.

- Este rol es poco claro y en algunos estudios contradictorio. Sabemos que ayuda a prevenir el cáncer de la capa de recubrimiento del útero (endometrio). Pero sus resultados son contradictorios de un estudio a otro en el caso del cáncer de mama. Su relación con otros tipos de cáncer, o no existe o no se ha esclarecido.

- Quizá el efecto más benéfico está en su capacidad de inducir tranquilidad, tanto durante el día como durante la noche. Facilitando el proceso de conciliar y mantener el sueño. Cuando la cantidad de estrógenos (predominantemente estimulantes) es baja en proporción a la progesterona (efectos sedantes) el predominio de ésta podría causar depresión.

- La progesterona facilita la degradación de grasas hacia la producción de energía, ayudando de este modo a prevenir el sobrepeso y la obesidad.

- De la adecuada función neuronal, dependen las llamadas funciones cognoscitivas, como memoria, atención y resolución de problemas. La progesterona, pero especialmente su precursor la pregnenolona, desempeña un indiscutible papel en la prevención del deterioro neuronal y los diversos tipos de demencia (por ejemplo, la enfermedad de Alzheimer).

- Sabemos que la progesterona disminuye la motilidad (movimiento) intestinal, de aquí que cuando hay un relativo aumento, como al final del ciclo menstrual, se produce distensión abdominal y estreñimiento, que las mujeres perciben como «inflamación en el abdomen».

La hormona de la vitalidad: la testosterona

Dado que el papel de la testosterona en la mujer es más discreto y limitado que en los hombres, en esta sección solo haremos una muy breve descripción, dejando para la sección de andropausia los detalles de lo que significa la testosterona para el cuerpo.

En las mujeres, la testosterona se produce en los ovarios, aunque existe en otros sitios de menor importancia, como las glándulas suprarrenales. Ya que la menopausia es precipitada por el envejecimiento de los ovarios, entonces, no solo se producen bajas en estrógenos y progesterona, sino también en un par de hormonas más, como la testosterona y el DHEA (dihidroepiandrosterona). Refiriéndonos a la testosterona en la mujer diremos lo siguiente:

- Mantiene la proporción adecuada entre el músculo y la grasa en el cuerpo.
- Proporciona energía y dinamismo.
- Genera deseo sexual.
- Protege la capa de recubrimiento de las arterias (endotelio).
- Participa en el cuidado de los huesos.
- Proporciona una apariencia juvenil a la piel.
- Provee de bienestar y entusiasmo.

Vamos a cada uno de ellos:

- Hasta antes de la menopausia existe una relación equilibrada y sana entre la masa muscular y el porcentaje de grasa en el cuerpo. Este equilibrio es mantenido en forma constante por la cantidad adecuada de testosterona.

- Uno de los más claros efectos de esta hormona es su impacto sobre la sensación subjetiva de energía disponible. Indudablemente está mediado por la acción que tiene en ciertos receptores en el sistema nervioso central, que repercuten sobre cómo nos sentimos y actuamos.

- De manera parecida al punto anterior, a través de receptores en el sistema nervioso central, existen partes del cerebro que organizan y controlan pensamientos y conductas sexuales. De este modo, impacta los dos aspectos fundamentales de la sexualidad, que son el apetito sexual (deseo) y el funcionamiento sexual (desempeño).

- Es conocido en medicina que el mecanismo de producción de infartos y embolias se origina en el agrietamiento de una capa parecida al teflón que recubre el interior de nuestras arterias (endotelio). La testosterona parece desempeñar un papel importante en la preservación de la integridad de esta capa que, cuando pierde su continuidad, provoca la llamada disfunción endotelial.

- La testosterona parece ayudar a los estrógenos a preservar la cantidad ideal de minerales en los huesos, conservando su solidez y resistencia.

- Al igual que el punto anterior, la colaboración entre testosterona y estrógenos, le da a la piel su apariencia tersa, firme y libre de arrugas.

- Ya mencionamos que existe un gran número de receptores de testosterona en el cerebro, tanto que, contrario a la creencia popular, sabemos que en el corazón y en el cerebro existen más receptores de ésta que en los órganos sexuales. Por esto mismo es que la sensación de bienestar, entusiasmo y el estado de ánimo de optimismo y empuje, dependen de los niveles óptimos que se presenten en el cuerpo.

La hormona de la energía o dihidroepiandrosterona: la DHEA

La DHEA es uno de los eslabones químicos de conexión entre el colesterol y sus productos finales (estrógenos, progesterona, testosterona). A pesar de ser un paso intermedio, la DHEA es una hormona por sí misma con funciones claras en el organismo. Específicamente sus efectos son:

- Mantenimiento óptimo de la grasa corporal.
- Energía y vitalidad.
- Estimulación del sistema inmunológico.
- Mejor resistencia al estrés.
- Modulación de otras hormonas.
- Hidratación cutánea.
- Conservación del deseo sexual.

Profundizando en lo anterior:

- Es a través de esta función que la DHEA contribuye a mantener un peso corporal adecuado y óptimo.

- En forma parecida a la testosterona, actúa sobre los receptores en el cerebro y mantiene un estado de ánimo de bienestar y autoconfianza.

- Se desconoce su mecanismo íntimo de conexión, pero sí sabemos que las cantidades óptimas de esta hormona, mantienen un sano sistema inmunológico, con su consecuente defensa contra las infecciones.

- Al igual que el punto anterior, en el que desconocemos sus interacciones fisiológicas, sabemos que las personas con buenos niveles de DHEA resisten mejor las dificultades de la vida cotidiana que los que están bajos de ella.

- Probablemente los dos puntos anteriores, encuentren su explicación en la interacción del DHEA con otras hormonas, como por ejemplo es muy probable que el aumento de resistencia al estrés esté mediado por su interacción con el cortisol.

- Sin ser de su propiedad exclusiva, el DHEA actúa en colaboración con los estrógenos y la testosterona en la conservación de una piel hidratada y sana.

- Éste es quizá el efecto más claramente observado ya que existe un paralelismo estrecho entre los niveles en sangre de la DHEA con el deseo sexual. Aunque es obvio que no podría darse sin la interacción de muchos factores tanto físicos como emocionales.

Neurotransmisores

Para tener un entendimiento amplio y a la vez simple de los neurotransmisores es indispensable señalar el papel del sistema nervioso central en el funcionamiento TOTAL del organismo. El sistema nervioso tiene billones de conexiones y se puede comparar a una complejísima computadora que coordina nuestro cuerpo como si fuera una unidad.

Ello equivale a entender al director de la orquesta física y a todos los músicos involucrados en el concierto de nuestras emociones, desde el gozo, la alegría y la empatía pasando a la tristeza, el enojo y a la rabia.

Parafraseando un ejemplo que mencionó el doctor Eric Braverman (fundador y director de PATH Medical, clínica de salud cerebral en Nueva York) en una conferencia, él comparaba al cuerpo con un avión en medio vuelo y explicaba la función de diversas áreas de la medicina, con las diferentes partes de éste.

Decía pues el Dr. Braverman, que de pronto el avión presenta un tipo de funcionamiento anormal. Consultamos a un ortopedista que viene entre los pasajeros y el piensa que algo está mal con la proporción y la inclinación de las alas, la cola y el tren de aterrizaje, por el momento no puede hacer nada. Llamamos entonces a un gastroenterólogo, también de entre los pasajeros, y él dice que el avión se encuentra sobrecargado en la parte media y que la entrada y salida de pasajeros no está funcionando, este especialista tampoco puede hacer nada para mejorar en este momento lo que está ocurriendo.

Recurrimos ahora a un cardiólogo y él afirma que debe haber algún trastorno en el flujo de gasolina hacia los motores y en los motores mismos, pero tampoco puede hacer nada. Pedimos la opinión de un cirujano, y cree que hay que abrir con diferentes herramientas parte del fuselaje del avión para identificar visualmente cuál es el problema, tampoco lo que propone es viable.

Finalmente hablamos con un neurólogo, quien sugiere revisar la cabina de mando donde se encuentran el piloto, el copiloto y el navegante, cosa que resulta factible. Al entrar en la cabina de mando los encontramos discutiendo sin ponerse de acuerdo entre sí. Logramos que se restablezca la armonía entre ellos y al tomar cada uno su función, el avión regresa a su tranquilo vuelo, dirigiéndose hacia su destino y sin mayores problemas.

Para aclarar el ejemplo anterior diremos que nuestro cuerpo es el avión y que los tripulantes en la cabina son los que coordinan las diferentes y variadas funciones de la nave, logrando un vuelo sin complicaciones y perfectamente dirigido al destino previamente decidido.

En el caso de nuestro sistema nervioso central, que se divide a *grosso modo* en el cerebro, el cerebelo, el tallo cerebral, el bulbo raquídeo y la médula espinal, estos integrantes estarían representados por el piloto, copiloto y navegante del avión y coordinarían las cinco grandes áreas de la salud del sistema nervioso, que actuando en armonía harían que todas las partes de nuestro cuerpo funcionaran como una unidad. En nuestro cuerpo serían:

- Memoria
- Atención
- Personalidad y temperamento
- Emociones
- Salud física

No olviden que los neurotransmisores representan sustancias químicas que viajan a gran velocidad, transmitiendo los impulsos de microelectricidad de una neurona a otra en billones de estas uniones. De este modo, las variables concentraciones de neurotransmisores juegan un rol muy determinante en el logro de una armonía entre las muchas funciones de nuestro cuerpo. La armonía estaría representada por la salud y la desarmonía por la enfermedad.

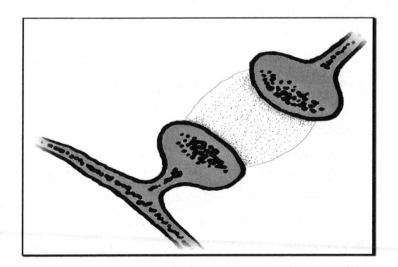

Figura 8. Neurotransmisores

Es conveniente describir los principales neurotransmisores (entendiendo que existen varios más en cantidades menores) y sus impactos básicos.

- Dopamina: se le conoce como el neurotransmisor de la excitabilidad.
- Acetil colina: es el neurotransmisor de la velocidad.
- GABA: el ácido gama amino butírico es el neurotransmisor de la tranquilidad.
- Serotonina: es el neurotransmisor del equilibrio y la armonía.

Relaciones entre hormonas y neurotransmisores

Para relacionar el funcionamiento cerebral y sus neurotransmisores con las anomalías del funcionamiento hormonal (andropausia y menopausia), debemos entender qué parte de ellos influye sobre estas etapas de la vida.

Dentro del hipotálamo, parte importante del sistema nervioso central, existe una limitada cantidad de los neurotransmisores, específicamente localizados en un pequeño «chip».

El hipotálamo se localiza arriba de la glándula hipófisis, pese a su pequeño tamaño es capaz de coordinar las diferentes funciones de ella y ser directora de la orquesta hormonal. Los diferentes instrumentos de este conjunto son las diversas glándulas del cuerpo.

La hipófisis regula aumentos o disminuciones de todas las hormonas, sin importar el sitio de producción de éstas (glándulas), ya que sus mensajes se transmiten por la circulación de la sangre. De este modo, la hipófisis dirige ordenadamente glándulas muy distantes entre sí, por ejemplo: tiroides y paratiroides situadas en el cuello, páncreas en la parte posterior del abdomen, suprarrenales arriba de los riñones y ovarios y testículos en la parte baja del vientre.

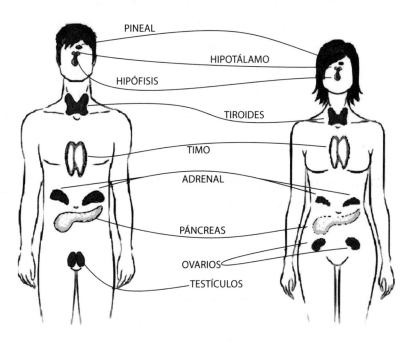

PINEAL

HIPOTÁLAMO

HIPÓFISIS

TIROIDES

TIMO

ADRENAL

PÁNCREAS

OVARIOS

TESTÍCULOS

Figura 9. Glándulas y su localización

Esto explica cómo las hormonas de una glándula; por ejemplo, la tiroides situada en el cuello, ejerce influencia sobre los ovarios productores de estrógenos en el bajo vientre. Este ejemplo es uno de las muchas influencias de unas hormonas sobre otras, resaltando la importancia de no ver a cada una como una entidad aislada. No queda duda que son instrumentos que armonizan con los otros para producir una melodía. Del mismo modo las hormonas interactúan una sobre otra produciendo que el cuerpo funcione como un TODO.

Una vez descrito el puente de comunicación entre hormonas y neurotransmisores, hay que dirigirnos a ver los efectos mutuos de unas sobre otros. Y es que hasta ahora tanto la menopausia como la andropausia, se han descrito por la mayor parte de los autores como problemas de declinación en las hormonas sexuales, sin tomar en cuenta la existencia de la interacción entre ellas y los neurotransmisores y viceversa.

Impacto de las hormonas sobre los neurotransmisores

El objetivo de este libro no es ahondar sobre temas estrictamente relacionados con la neurociencia y mucho menos abordarlo con un lenguaje técnico. Lo que sí queremos hacer es hablar en general de las influencias de cambios hormonales sobre los niveles de neurotransmisores en esta sección, para luego cubrir lo relacionado con el efecto en general de los neurotransmisores sobre las hormonas.

La declinación de las hormonas sexuales, causa un impacto sobre los neurotransmisores, esto explica los síntomas que de otra forma parecerían conocidos, pero sin relación clara, al menos para el público en general.

- Insomnio
- Cambios rápidos de humor
- Tristeza y depresión
- Ansiedad
- Dificultades de memoria
- Problemas en atención y concentración
- Dolores de cabeza
- Disminución del deseo sexual

Insomnio

La disminución de estrógenos lleva a una destrucción más acelerada de serotonina y esta declinación puede traducirse en dificultades para mantener el sueño hasta llegar al conocido insomnio de despertar temprano, por el que las mujeres se despiertan de madrugada y pasan el resto de la noche dando vueltas en la cama.

Cambios rápidos de humor

Muchas mujeres experimentan variaciones impredecibles y más o menos bruscas en sus estados de ánimo. Y es que la disminución de estrógenos altera los niveles de dopamina, aumentándola o disminuyéndola, con ello se produce desánimo cuando ésta baja e irritabilidad e intolerancia cuando sube.

Tristeza y depresión

Los niveles inadecuados de serotonina causan depresión. La mayor parte de los antidepresivos elevan este neurotransmisor. El cuadro se complica con alguna baja en dopamina que produce desánimo y falta de energía. De nuevo, el disparador de estos cambios de neurotransmisores es la disminución tanto de estrógenos como de progesterona.

Ansiedad

El neurotransmisor involucrado en este desagradable síntoma es el GABA. Éste es conocido como el neurotransmisor de la tranquilidad porque disminuye la excitabilidad de las células. Nuevamente, cuando bajan los estrógenos y la progesterona también disminuye el GABA y provocan mayor excitabilidad celular, lo que muchas mujeres llaman «*tengo los nervios de punta*».

Dificultades de memoria

Este síntoma es objeto de mucha confusión, porque si bien es cierto que niveles adecuados de estrógenos y progesterona producen un buen grado de agudeza mental, está poco claro si la disminución de esta agudeza produce defectos de memoria o simplemente las mujeres confunden los defectos de atención con un defecto de memoria.

No es lo mismo «*no me acuerdo dónde dejé mi coche*» que «*no me fijé dónde dejé mi coche*». En cuyo caso no hay dificultad para recuperar el dato de los bancos de memoria, sino que simplemente el dato nunca ingresó y por lo tanto es imposible recuperar lo que no está.

Problemas de atención y concentración

Como mencionamos en el párrafo anterior, la pérdida de agudeza mental se debe tanto a la disminución de estrógenos como a la disminución de la capacidad protectora que la progesterona parece tener sobre las neuronas. De este modo muchas personas reportan un claro aumento de la agudeza mental, atención y concentración, cuando se les suministra progesterona o su antecesor llamado pregnenolona. Ambas producen claridad mental. Es probable, sin estar comprobado, que esta función de agudeza mental esté determinada por algún aumento de dopamina con acetil colina, este último es el neurotransmisor de la velocidad de procesamiento de miles de datos diversos.

Dolores de cabeza

Los dolores de cabeza o cefaleas, desde la jaqueca común hasta las migrañas, tienen una clara relación con la disminución de estrógenos y progesterona. Esto ya era un factor conocido con el hecho de que muchas mujeres experimentan jaquecas durante el periodo menstrual y desaparecen cuando la elevación de los estrógenos es suficiente para interrumpir el sangrado de la regla. No está claro ni el papel ni el número de neurotransmisores involucrados en la producción de este síntoma. Pero sí sabemos que la disminución del efecto ligeramente tranquilizante de la progesterona desempeña una función. Reconocemos que todavía existen áreas de oscuridad en el tema.

Disminución del deseo sexual

En este síntoma tienen que existir complejas interacciones entre factores hormonales, neurotransmisores y pertenecientes a la esfera emocional, como la naturaleza de la relación de cada pareja y el grado de compatibilidad sexual. De todos modos, es claro que hay oscilaciones de neurotransmisores que repercuten en los niveles de estrógenos, progesterona, testosterona y DHEA que al bajar explicarían la disminución de la libido o deseo sexual.

¿Qué se hace? (El tratamiento)

El tiempo termina haciéndose cargo de la mayor parte de los síntomas de la menopausia, pero el problema es que la persona puede pasar años (entre cinco y diez, y a veces más) muy incómoda y molesta y por eso genera repercusiones familiares, a veces, rompiendo parejas y desintegrando familias. La gran pregunta es ¿si es posible hacer algo para eliminar los síntomas de menopausia y sus repercusiones?, o en su defecto, ¿es posible hacer algo para atenuarlos? La respuesta a ambas preguntas es un rotundo SÍ.

En este punto podemos decir que, desde la atenuación leve, hasta la eliminación total de los síntomas, depende mucho de la aceptación del paciente y del conocimiento del médico.

Desafortunadamente, muchos de ellos no tienen la apertura necesaria para atenuar o aliviar sus síntomas, debido a que carecen de información acerca de que esto es posible. Una vez más, el enemigo que siempre aparece es la ignorancia. Lo más triste es que un alto porcentaje de médicos, incluso los ginecólogos, desconocen la gama de medidas que pueden ser tomadas de diversos orígenes, variando desde cambios en la dieta, hasta el uso de medicamentos.

En las próximas páginas los lectores encontrarán información ligera y medidas que pueden adoptar por sí solos, además de una serie de tratamientos completos que abarcan una estrecha colaboración entre el médico y el paciente, cuyo objetivo es lograr la total eliminación de los síntomas de esta incómoda etapa de la vida.

En esta parte del libro, el intento principal es disipar la nube de oscuridad que, en forma de ignorancia, rodea a la menopausia, haciendo sentir a las personas impotencia y desesperación. El objeto es pues, poner a la disposición del público femenino y de sus familias, el suficiente conocimiento como para cruzarla como si fuera un paseo por el campo.

Los aspectos importantes del tratamiento, pueden ser divididos en cuatro grandes grupos:

- Nutrición y suplementos

- Ejercicio en diversas variedades
- Medicamentos
- Control de riesgo de complicaciones

Expliquemos de manera un poco más clara y detallada los puntos anteriores. En realidad, los primeros dos temas, se pueden resumir bajo el título de cambios en el estilo de vida pero, para efectos de claridad en la descripción, los dividiremos artificialmente.

Nutrición y suplementos

Son claros los efectos que una buena alimentación tiene sobre la salud en general, de aquí el conocido dicho: *Eres lo que comes*. Una nutrición con el balance adecuado de los tres grandes grupos de nutrientes: carbohidratos, grasas y proteínas, es el primer punto a cuidar.

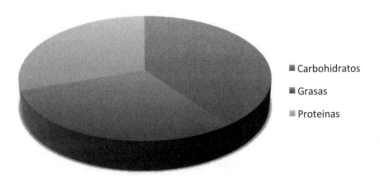

Figura 10. Porcentaje adecuado de macroalimentos en la dieta

El plato saludable consiste, aproximadamente, en treinta por ciento de proteínas, cuarenta de carbohidratos (azúcares, harinas o almidones) y treinta por ciento de grasas.

Entre los nutriólogos, existen algunas divergencias respecto a estas proporciones, pero para efectos de un tratamiento adecuado a la menopausia la proporción anterior es la que encontramos más certera para el mantenimiento saludable en esta etapa de la vida.

Esta proporción ayuda enormemente a evitar a un gran enemigo de la menopausia, que es el sobrepeso y la obesidad. Pocas personas padecen tanto como una mujer pasada de peso y además menopáusica. Expliquemos esto brevemente.

El aumento de la grasa corporal, típico en las personas con sobrepeso u obesas, representa mayor producción de sustancias pro-inflamatorias y con ello muchos de los síntomas de la menopausia son agravados. Pero la consecuencia directa de esto es una amplificación de las complicaciones del climaterio, tales como enfermedades cardiovasculares, osteoporosis, fracturas o deterioro neuronal.

El sistema inmunológico se ve afectado por el sobrepeso, por lo que aumenta la tendencia a desarrollar infecciones. El tipo de alimentos que las personas con sobrepeso consumen, como las fritangas, pan en exceso, refresco y el resto de la comida chatarra, les causa indigestión, gases y estreñimiento.

Además del equilibrio adecuado entre proteínas, grasas y carbohidratos, es altamente recomendable que las personas se alejen de los alimentos procesados, que contienen aditivos artificiales y orienten su alimentación hacia productos naturales, frescos y orgánicos como las frutas y verduras frescas, pescados de agua fría, granos y cereales.

Por las mismas razones, hay que alejarse de los carbohidratos (azúcar y harinas refinadas) y de las grasas malas (animales y *trans*) recomendándose mucha más proporción de grasas sanas como el aceite de oliva, el aguacate, las almendras y los cacahuates. La mejor expresión de la combinación de los alimentos sanos que mencionamos está hecha del gran grupo de las ensaladas que combinan alimentos sanos como la lechuga, las espinacas, los berros y los germinados. Adicionadas con aguacate, rábanos, algunos granos como las semillas de girasol, chía o quínoa. El plato quedará muy completo con una buena porción de aceite de oliva extra virgen junto con el vinagre para crear el aderezo ideal.

Mencionamos a continuación una lista de alimentos deseables a consumir durante la menopausia por las funciones que cubren en el cuerpo y las sustancias activas que encontramos en ellos para revertir algunos de los síntomas indeseables de esta etapa.

- **Cítricos**. Contienen flavonoides que ayudan a prevenir el cáncer.
- **Jitomates**. Contienen ácido cumárico y ácido clorogénico, que también ayudan a prevenir el cáncer.
- **Vegetales crucíferos**. La coliflor, el brócoli, la col, los berros y las coles de bruselas. Contienen una sustancia llamada *Indol-3-carbinol*, que impiden la

generación de derivados cancerígenos, producto de la degradación de los estrógenos, haciendo que estos se descompongan por rutas que no causan cáncer.

- **Chiles.** Tienen un efecto desintoxicante de las células gracias a su ingrediente activo llamado capsaicina.
- **Cebollas y ajos.** Contienen sulfitos alílicos que contribuyen a la desintoxicación, eliminan los efectos de moléculas inflamatorias y de sustancias promotoras de cáncer.
- **Soya y sus derivados.** Es de los alimentos naturales que más ayudan durante la menopausia, ya que la genisteína y la daidzeína hacen el efecto de estrógenos naturales sin serlo, por lo que, en los países orientales, en los que este producto se consume más ampliamente, encontramos que los síntomas de la menopausia son mucho más leves y atenuados. En Oriente, en general, no solo se consume soya sino también sus derivados como el tofu y otros.

El siguiente renglón importante es un adecuado consumo de minerales sobre todo aquellos que participan en la solidez de los huesos, como el calcio, el magnesio, el manganeso, el boro, el cobre, el selenio, el zinc y la sílice.

Un buen multivitamínico, de los que abundan en el mercado, es también deseable de consumir y muchas veces vienen acompañados de suficientes minerales como para no necesitar tomarlos por separado.

Ejercicio en sus tres variedades

La palabra ejercicio engloba actividades muy diversas y tan variadas como nadar, correr, ciclismo, spinning, yoga, pilates, tenis, gimnasia, pesas, etcétera. Y para que éste sea adecuado necesita contener un representante de cada uno de sus principales tipos:

- **Cardiovascular.** Comúnmente referido en el lenguaje popular como «cardio». En general este tipo de ejercicio, abarca todas las variedades que tienen en común acelerar el ritmo cardiaco y la respiración. Frecuentemente produce sudoración, palpitaciones y grados variables de fatiga. Lo que buscan estos ejercicios, tan diversos como correr, usar máquinas elípticas, nadar o jugar tenis, es obtener una mejor condición cardiopulmonar conocida como condición física.

  Las personas sin condición física, se agitan fácilmente al subir unos cuantos escalones o acelerar el paso al caminar. Las ventajas de este ejercicio son: mejorar la circulación, oxigenar los tejidos como el corazón y las neuronas, aumentar la resistencia al estrés, y el mejorar la calidad de sueño, de particular importancia durante la menopausia. Esto porque practicado de forma regular produce una mayor facilidad para conciliar el sueño con profundidad y duración. El resultado final es, despertar fresco y descansado.

- **Resistencia.** Esto involucra el uso de aparatos o pesas que se oponen a la contracción muscular. Generalmente se dividen por grupos musculares, por ejemplo: ejercicios para hombros, muslos, glúteos, espalda, abdomen, etcétera.

Este grupo de ejercicios es de particular importancia para el mantenimiento de la masa muscular, que empieza a declinar después de los 50 años, generando una pérdida del uno por ciento de la musculatura cada año, entre los 50 y los 60 años. Pero esta proporción se duplica a partir de los 70. Por lo cual, una persona de 80 años, habrá perdido, por lo menos, un cuarenta por ciento de su masa muscular y en algunos casos hasta más.

Lo que sienten las personas que han perdido un buen porcentaje de su musculatura, son diversos grados de debilidad, manifiesta externamente por lo que se conoce como *decrepitud*. Otro beneficio importante de los ejercicios de resistencia durante la menopausia es que, al jalar los sitios de unión entre los músculos y los huesos, se produce en estos últimos un aumento en la actividad osteoblástica. Lo que este término expresa es que aumenta la producción de hueso en el esqueleto en general, contrarrestando la conocida osteopenia y osteoporosis.

Una ventaja añadida es la conservación de un peso corporal normal, al subir la quema de calorías por el mayor volumen y actividad de los músculos.

- **Estiramiento.** Este ejercicio es aquel que contempla llevar músculos, ligamentos y tendones en general y su máximo grado de alargamiento, cosa que contribuye a conservar su longitud.

Al prevenir el acortamiento de ligamentos y tendones se logra dar fluidez a los movimientos, mejorar el equilibrio y la agilidad de las personas.

Notamos que los animales se estiran de manera natural y no es raro ver a nuestras mascotas haciéndolo de manera regular. Al respecto, conviene que una persona que no haga intencionalmente este tipo de ejercicios lo haga al terminar una tarea o al despertar en la mañana. Actividades como el hatha yoga, que consiste en asumir, bajo la dirección de un instructor, posturas que estiran ligamentos y tendones, son ideales. Otra forma parecida, y derivada del yoga y, una versión occidentalizada de ésta, es la que lleva por nombre pilates. De ésta existen diversas modalidades que pueden emplear ligas, pelotas, tapetes o cama (*reformer*).

Existen divertidas actividades que combinan los grupos de ejercicios, como la zumba, Tai-Chi-Chuan y el Chi-kung que contribuyen a atenuar la parte de envejecimiento causada por la menopausia.

Medicamentos

Cuando nos referimos a los medicamentos de elección para el tratamiento, las hormonas usadas en la terapia de reemplazo hormonal ocuparían el grupo de los más utilizados. También existen sustancias que sin ser hormonas fomentan la producción de éstas y contribuyen a prevenir o aliviar los síntomas acompañantes. A este grupo pertenecen los agentes naturales, los antidepresivos, los sedantes e hipnóticos para dormir mejor, los agentes locales para evitar la resequedad vulvar y vaginal y otros que producen actividad estrogénica selectiva como los SERMS (*Selective Estrogen Receptor Modulators*).

Explicaremos brevemente cada uno de estos medicamentos, sus acciones, ventajas y desventajas.

Hormonas

En el centro del tratamiento de la declinación hormonal están los estrógenos y la progesterona, en un segundo plano tendríamos otras hormonas como el DHEA, la testosterona, la pregnenolona y la melatonina. Y en caso de déficit, la hormona de crecimiento. Cada hormona cumple con un papel importante, de este modo, su vía de administración y dosis las convierten en una gran herramienta de bienestar o en algo nocivo para la salud si se suministran inadecuadamente o sin supervisión médica.

- **Estrógenos.** Ya hablamos a detalle sobre los efectos que tienen en el cuerpo, pero a modo de resumen mencionaremos que actúan sobre:

  - Grosor de la capa de recubrimiento (mucosa) del útero, vagina y vías urinarias.
  - Mantenimiento de tamaño y firmeza de los senos.
  - Elasticidad de los vasos sanguíneos, función de los linfocitos.
  - Libido.
  - Conservación de adecuada flora vaginal.
  - Preservación de receptores de hormonas esteroideas.
  - Protección de niveles saludables de lípidos (colesterol, triglicéridos, etcétera).
  - Defensa de la densidad y solidez de los huesos.
  - Cuidado de las funciones cognoscitivas (memoria, atención) con riesgo disminuido de enfermedad de Alzheimer.
  - Reducción de incidencia de cáncer de colon.
  - Aumento en la elasticidad y grosor de la piel.
  - Disminución del riesgo de degeneración macular (75%).
  - Control glicémico, disminución de resistencia a la insulina. Menor obesidad central.
  - Mejoría en el estado de ánimo con especial protección contra la depresión.

- **Progesterona**. Los efectos principales de la terapia de reemplazo con progesterona son:

  - Disminución del riesgo de cáncer uterino cuando se está usando terapia de reemplazo con estrógenos.
  - Mejora de estado de ánimo y humor.
  - Preservación de sueño normal, refrescante y reparador.

- **Testosterona**. Los efectos principales de la terapia de reemplazo con testosterona se parecen mucho a los beneficios obtenidos en la terapia de reemplazo con testosterona en los hombres:

  - Mejoría en las funciones mentales superiores (memoria, concentración, procesamiento de datos y velocidad de respuesta).
  - Importante mejoría en el deseo sexual.
  - Incremento en la respuesta sexual.
  - Marcada mejoría en el estado de ánimo y sensación de vitalidad, resultando en mayor energía y entusiasmo.
  - Favorece una mejor composición corporal, disminuyendo la grasa y aumentando la masa muscular.
  - Mejoría en el metabolismo de la glucosa y el perfil de lípidos.

- **DHEA**. También llamada *la hormona de la energía*, Los principales efectos de la terapia de reemplazo con dehidroepiandrosterona, son los siguientes:

  - Ayuda a bajar de peso.
  - Disminuye el porcentaje de grasa corporal.
  - Representa un incremento significativo en el nivel de energía y vitalidad, perceptible después de solo unas semanas de regularizar sus niveles, en 82% de las mujeres y el 67% de los hombres (de acuerdo a un estudio de la Universidad de California, en San Diego).
  - Estimula el sistema inmunológico que refuerza la resistencia a las enfermedades.
  - Aumenta la resistencia al estrés.
  - Facilita la modulación de las funciones de otras hormonas, que pueden contribuir a reducir los efectos de la menopausia.
  - Permite una hidratación cutánea, haciendo que la piel conserve su flexibilidad y se defienda mejor contra las agresiones de la contaminación y de los microorganismos.
  - Reduce la pigmentación relacionada con la edad, particularmente las manchas en el área facial.
  - Mejora el tejido óseo y es benéfico en la prevención de fracturas espontáneas.
  - Incremento en el deseo sexual, con aumento en la frecuencia de las relaciones sexuales y mejora la calidad de éstas.

- **Melatonina.** También llamada *la hormona del vampiro*, se produce con la oscuridad por lo que tiene gran relación con ésta, tanto que sus niveles mejoran con el uso de las cortinas que bloquean completamente la luz (*blackout*). Se sintetiza a partir de un aminoácido llamado triptófano que debe estar presente en nuestra alimentación diaria. Los efectos de la terapia con melatonina son:

  - Gran mejoría en la calidad de sueño.
  - Prácticamente elimina el *jet-lag*.
  - Disminuye los efectos indeseables de la quimioterapia.
  - Elimina las depresiones relacionadas con el invierno, particularmente en países nórdicos.
  - Potente antioxidante.
  - Hay estudios que la relacionan con una mejoría de la irrigación coronaria, con la prevención de úlceras gástricas y con la colitis.
  - Tiene un posible efecto en los síntomas de enfermedad de Alzheimer, embolias y enfermedad de Parkinson.
  - Defiende los huesos.
  - Parece retardar el envejecimiento neuronal por el enorme efecto antioxidante que tiene, particularmente en las neuronas.
  - Contribuye a la reducción de casos de tumores ováricos y mamarios.

- **Hormona de crecimiento**. También llamada *la hormona de la juventud*, recibió su nombre por tan solo uno de sus efectos. Tiene una participación primordial en el crecimiento acelerado entre los 12 y los 18 años, pero se continúa produciendo a niveles significativos hasta los 55 o 60 años. Y tiene muchas funciones importantes.

Algunos autores de renombre han sugerido que el nombre de la hormona debería ser cambiado a *hormona de la eficiencia proteica* ya que la mayor parte de sus efectos provienen de maximizar las funciones de las proteínas en nuestro cuerpo. De ahí proviene el mal uso que muchos instructores de gimnasios hacen de ella, promoviéndola entre los entusiastas del ejercicio de resistencia, prometiendo que desarrollarán una potente masa muscular.

Es correcto que promueve el desarrollo de la musculatura pero desgraciadamente el uso de esta hormona por personas que no cuentan con la preparación adecuada, puede provocar efectos colaterales por la dosis, frecuencia errónea o nula vigilancia médica.

Teniendo en mente que sus beneficios son más, nos limitaremos a mencionar aquellos que contribuyen a la mejoría de los síntomas de la menopausia:

- Mejoría en la relación grasa corporal vs. músculo.
- Aumento en el desempeño sexual.

- Aumento en la densidad ósea.
- Mayores niveles de energía.
- Mejor calidad de sueño.

Vía de administración

- Quizá la más importante advertencia para el uso de las hormonas, corresponde a la vía de administración adecuada, ésta representará la diferencia entre mejorar o afectar la calidad de vida. Veamos brevemente una por una:

Los estrógenos, la progesterona y la testosterona, pueden ser administrados erróneamente por vía oral. El error consiste en ignorar que cualquier medicamento administrado así, luego de ser absorbido en el intestino, necesariamente pasa por el gran laboratorio de purificación y procesamiento, representado por el hígado.

Pues bien, es ahí donde está el problema, ya que algunas hormonas esteroideas tienen el inconveniente de producir quistes y otras disfunciones en este órgano de vital importancia. Resulta importante saber que la vía de administración adecuada debe evitar el paso directo por el hígado, lo cual nos deja con la vía transdérmica, en forma de geles, cremas o parches, que suministran la hormona a través de la piel.

También existe el uso de *pellets* (un pequeño implante del tamaño de una lenteja, que se deposita generalmente en el tejido subcutáneo) cuya ventaja consiste en que suministran una dosis constante durante varios meses. Su desventaja es que hay que hacer una pequeña incisión en la piel para depositar el *pellet* en el tejido subcutáneo.

Por último, estaría el uso de compuestos inyectables, cuya duración en el cuerpo varía según el vehículo sobre el que se monte la sustancia. Generalmente se usan unos de larga duración para evitar las inyecciones diarias.

- La melatonina y el DHEA pueden ser administrados por vía oral sin ninguna contraindicación. De hecho, ambas hormonas vienen casi de manera exclusiva en presentaciones para administrarse así, aunque existe un preparado de melatonina para uso sublingual.

- La hormona de crecimiento no puede administrarse por vía oral porque se descompondría la cadena de aminoácidos que la compone, cancelándose su efecto. Esto resulta un inconveniente molesto para su uso ya que tiene que ser forzosamente inyectada. Si bien se emplean agujas muy finas y cortas para depositarse en el tejido subcutáneo, no deja de ser un problema para algunos pacientes.

Relación entre la incidencia de cáncer y la terapia de reemplazo hormonal en mujeres

Antes de abordar el tema de reemplazo hormonal en la menopausia es importante referirse al controversial tema de la relación entre éste y el aumento en la incidencia de cáncer mamario y cervicouterino. A estos inconvenientes se les puede añadir la preocupación acerca de una trombosis venosa profunda.

Los estudios acerca de estos riesgos, han sido numerosos y muy extensos. Entre ellos el WHI (Women's Health Initiative), la Iniciativa de Estudios de la Salud Femenina investigó durante quince años los impactos de la menopausia sobre la salud de las mujeres, en un número aproximado de 161.800 pacientes, cuyas edades variaban entre 50 a 79 años.

La investigación, extremadamente minuciosa, abarcó varios aspectos. Uno de ellos, y el que particularmente nos ocupa, es el que cubrió los riesgos del uso de reemplazo hormonal en mujeres menopáusicas. Esta sección incluyó a un poco más de 16.000 casos de mujeres tratadas con reemplazo hormonal. El grupo, a su vez, se dividió en otros dos: mujeres tratadas exclusivamente con estrógenos y las tratadas con una combinación de estrógenos y progestágenos.

Cabe aclarar aquí, que una de las grandes fallas del estudio es que tanto los estrógenos como los progestágenos, no fueron hormonas bioidénticas; es decir, no eran iguales químicamente a las producidas por el organismo femenino. Se usaron, en cambio, estrógenos de origen equino (Premarin) que son sintetizados a partir de la orina de yeguas embarazadas. Como dato curioso, si tomamos una tableta de Premarin y lo dejamos disolver en un poco de agua, notamos que despide un fuerte olor a orina. El nombre mismo viene de *Pre,* pregnant (embarazada) y *Marin,* mare (yegua). De la misma forma, la progesterona usada tampoco fue bioidéntica, se empleó un compuesto sintético parecido llamado medroxyprogesterona.

La dificultad con el uso de hormonas sintetizadas en el laboratorio y no en a las sintetizadas en el cuerpo, es que sus capacidades dañinas son aumentadas por el hecho de resultar sustancias extrañas al organismo. Las conclusiones del extenso trabajo realizado arrojaron en síntesis los siguientes números.

En el caso de las mujeres que recibieron terapia combinada de estrógeno con progestágenos:

1. Aumento de ocho casos más de cáncer de mama por cada 10.000 mujeres.
2. En el caso del cáncer cervicouterino, no hubo un cambio significativo en comparación con las mujeres que no recibieron ningún tipo de terapia hormonal.
3. Disminución en las fracturas de cadera.
4. Disminución en los casos de cáncer de colon.

Para las mujeres tratadas con terapia de estrógenos exclusivamente, sin progestágenos, los resultados en general fueron muy similares a las que recibieron terapia combina-da. Pero es muy importante resaltar que, tratándose del cáncer de mama, no hubo incremento en el número total de casos. De donde se desprende que el riesgo de presentar cáncer de mama, cuando la mujer recibe terapia de reemplazo solamente con estrógeno, no se incrementa en comparación con la población general.

El siguiente cuadro ofrece un vistazo general a varias investigaciones que abordan la preocupación por el aumento de cáncer mamario cuando se usa terapia hormonal de reemplazo y reiteramos que todos los estudios coinciden con que, quienes son tratadas con estrógenos bioidénticos sin progestágenos no aumentan significativamente el número de casos de cáncer.

NOMBRE DEL ESTUDIO	RIESGO DE CÁNCER DE MAMA CON TERAPIA DE REEMPLAZO HORMONAL
Breast Cancer Detection Demostration Project	Incremento de 1,1% en 46.000 pacientes
National Health and Nutrition Examination Survey	No se encontró incremento de riesgo en 6000 pacientes
Collaborative Group of Hormonal Factors in Breast Cancer	Incremento de entre el 1% y 1,14% en 160.000 pacientes

Existe una idea errónea prevalente en el pensamiento femenino de que, al no utilizar hormonas, no habrá cáncer mamario. Esta idea no solo es falsa, sino absolutamente absurda. Los estudios mencionados en el cuadro anterior, todos ellos abarcando miles de mujeres, muestran resultados variables que en general pueden ser descritos como una de dos conclusiones:

1. Incidencia muy ligeramente mayor en mujeres con reemplazo hormonal a base de estrógenos exclusivamente (uno a dos casos más por cada 10.000 mujeres).
2. Número de casos muy parecido entre mujeres sin reemplazo hormonal y aquellas con reemplazo a base de estrógenos exclusivamente.

Una vez aclarada la relación real que existe entre el tratamiento de terapia de reemplazo hormonal y el cáncer podemos continuar con el resto de las opciones en la terapéutica de la menopausia

Existen sustancias naturales, cuya actividad semeja de manera cercana a la actividad de los estrógenos, como la cimicífuga racemosa, también conocida como *Black-Cohosh* no garantiza de ninguna manera el éxito en el tratamiento de los síntomas del climaterio.

Ésta, es una raíz de una planta originaria de Norteamérica y uno de los agentes naturales más utilizados. Se trata de un remedio antiguo que probablemente sobrepase los 200 años de uso. La cimicífuga, no es una hormona, pero tiene afinidad por los receptores de estrógenos, actuando en forma diferente de los fitoestrógenos o estrógenos provenientes de otras plantas. Esta raíz tiene particular eficacia en el tratamiento de los bochornos y de la resequedad vaginal, aunque conviene aclarar que mientras actúa de manera muy favorable en muchas mujeres, a otras, por razones desconocidas, no les hace el menor efecto.

Por lo anterior se indica cimicífuga a manera de ensayo, con probabilidades de éxito o de fracaso, que se pueden ver entre las siguientes cuatro a seis semanas de tomarla. Cuando hace efecto, éste es clarísimo, así como cuando no, pues no se observa ninguna mejora en los síntomas.

Los fitoestrógenos (estrógenos derivados de plantas) existen en una gran cantidad de productos. Los más conocidos son los derivados de la soya, como el tofu, la yuca y el trébol rojo. Vienen en bajas dosis en los alimentos que los contienen y por ello algunas compañías especialistas en herbolaria han diseñado compuestos preparados con una mayor concentración. Al igual que la cimicífuga, los fitoestrógenos son buenas alternativas para el tratamiento de los síntomas en un inicio, siempre advirtiéndole a las pacientes que puede tener o no resultados y ofreciéndoles la alternativa de saltarse este paso e irse directamente a los estrógenos.

Muchas mujeres, sobre todo aquellas renuentes al uso de medicamentos, prefieren empezar su tratamiento con derivados de plantas pese a no obtener los mejores resultados. Además de los fitoéstrogenos mencionados, existen otros compuestos vegetales menos conocidos que contienen sustancias con actividad estrogénica. Los más conocidos son los lignanos y cumestanos. Los primeros se pueden encontrar en alimentos como la semilla de calabaza, de ajonjolí y de centeno. Los cumestanos aparecen en los frijoles pintos y la alfalfa.

Otro camino para tratar la menopausia son los SERMS *(Selective Estrogen Receptor Modulator)* que hacen referencia a moduladores selectivos de los receptores de estrógenos. Si comparáramos los receptores de estrógenos con un tablero de interruptores, encontraríamos que algunos de estos, además de producir actividad estrogénica también corren el riesgo de desarrollar alguna mutación que pueda originar a una célula maligna. Los SERMS son sustancias que actúan selectivamente sobre los receptores con actividad estrogénica sin actividad promotora de mutaciones cancerígenas.

Su uso en medicina parece haberse limitado a aquellas mujeres que tuvieron tumores de mama que contenían células estrógeno-receptoras. De este modo se pueden usar los SERMS sin riesgo en este tipo de pacientes.

Por lo que respecta a los antidepresivos, un aspecto muy ignorado por el público en general, es que existen medicamentos cuyos usos finales son diferentes al objetivo inicial con el que fueron investigados y producidos. Pese a que hay un gran número de estos, usaremos dos o tres ejemplos para ilustrar este concepto:

- La **Aspirina** se produjo inicialmente como un analgésico y antipirético (para reducir la fiebre). Actualmente es ampliamente usada como anticoagulante y para prevenir infartos.
- Los **beta bloqueadores** (Inderalici, Tenormin y otros) se desarrollaron para el tratamiento de la hipertensión arterial y actualmente se usan también para tratar la ansiedad.

- El **sildenafil**, comercializado con el nombre de Viagra es quizá el ejemplo más conocido. Originalmente tenía la intención de ser utilizado como vasodilatador coronario y también en la hipertensión arterial. Sabemos que su uso se ha popularizado ampliamente para tratar los diferentes grados de disfunción eréctil.

Los antidepresivos que salieron como tales, para tratar la depresión, se usan cada vez más para atenuar algunos de los síntomas de la menopausia, incluso sin que exista depresión. Por ejemplo, con los bochornos, los antidepresivos conocidos como IRS (inhibidores de la recaptura de serotonina) dan un gran resultado para atenuar tan molesto síntoma. Quizá el más popular de ellos para este uso, sea la paroxetina, que en 2013 recibió la aprobación específica para este uso. Hay otros antidepresivos de este tipo que también se usan para tratar los bochornos. Este uso para tratar algunos de los síntomas de la menopausia resulta particularmente útil en aquellas mujeres en las que el tratamiento hormonal se encuentra contraindicado por alguna razón.

El empleo de los antidepresivos también está ligado al hecho de que un buen número de mujeres experimentan grados variables de depresión. Obviamente el medicamento, además de quitarla, elimina otros síntomas asociados con la menopausia como lo mencionamos anteriormente. Pero es imprescindible advertir que este tipo de fármacos no deben de ser usados por el público sin contar con la prescripción de un médico que conozca tanto sus efectos

adversos como las maneras de dosificarlos, que son sumamente importantes para iniciar el tratamiento, así como
para descontinuarlo. Los efectos de usarlos sin supervisión
pueden ser tan serios como agravantes de las situaciones
que se suponen deben combatir.

En lo que se refiere a hipnóticos y sedantes, estos productos se usan con altísima frecuencia para tratar el insomnio de la menopausia. Este es un renglón particularmente
controversial, ya que el uso de inductores de sueño (hipnóticos) y de sedantes es muy común pero contraproducente.
La solución al problema del insomnio rara vez se encuentra
en estos productos que se administran sin tomar en cuenta
dos puntos de crucial importancia.

El primero es que producen gradualmente que el centro
del sueño deje de funcionar por sí mismo (pereza en el centro del sueño) de una manera parecida a lo que el uso crónico de laxantes hace sobre la motilidad gastrointestinal; es
decir, las personas se hacen dependientes de los laxantes y
sin ellos pierden la capacidad de evacuar de manera normal.
De esta forma se crea un círculo vicioso, pues el uso progre-
sivo de laxantes, cada vez más agresivos, va produciendo
mayor pereza intestinal y dependencia al él. Igual sucede con
los hipnóticos y sedantes que llenan de pereza al centro encargado de producir y regular el sueño de forma natural.

El segundo aspecto a considerar es que el paciente requiere de dosis cada vez más altas para lograr dormirse y en
poco tiempo se establece una dependencia a las sustancias,
que vuelve prácticamente imposible que se concilie el sueño sin ellas.

En lugar de esto, existen una serie de medidas que disminuyen las dificultades para conciliar el sueño; por ejemplo, el ejercicio físico, la regularidad de horarios para dormir, evitar el ver programas estimulantes en la televisión antes ir a la cama, el uso de habitaciones con el grado adecuado de oscuridad, no tener excesos en la última comida del día... A veces las personas evitan atender que el uso excesivo de ciertos productos como el café, té negro y otros compuestos, pueden producir insomnio.

Dentro del conocimiento popular se conoce la existencia de varios compuestos naturales que de manera inespecífica ayudan durante la menopausia y quizá el más conocido de ellos es el *ginseng*, que cuando es usado en dosis adecuadas durante las primeras horas de la mañana, atenúa algunos de los síntomas y produce una sensación de bienestar general.

Hay creencias populares de que incrementa el deseo sexual y produce mayor vitalidad y energía. El ginseng más efectivo, es el que proviene de tres diferentes plantas, que se identifican como la variedad coreana, la china y la japonesa. A veces se le conoce como *Ginseng blanco*, *Ginseng rojo* y otras variedades.

Tenemos experiencia en el uso de esta sustancia, administrando siempre por las mañanas, ya que es sabido que después de medio día puede producir insomnio. Los resultados han sido satisfactorios en cuanto a mejorías en energía y funcionamiento sexual, pero resulta imposible deslindar, en este punto, el efecto real del compuesto y el placebo (sugestión) del mismo.

Por último, muchas mujeres recurren a la homeopatía y a la herbolaria, tomando diversos tés que consiguen con los yerberos de los mercados. Sin haber sido prescritas en el consultorio, algunas mujeres reportan mejoría en sus síntomas.

Control de riesgo de enfermedades degenerativas

Resulta claro que la menopausia es el primer escalón hacia el desarrollo de algunas enfermedades crónico-degenerativas. Los mecanismos de envejecimiento y deterioro del cuerpo humano deben ser varios, pero de ellos, cinco son bien conocidos por la medicina actual. Desafortunadamente al hablar de la ella, nos referimos a los últimos veinte años de adelantos, hecho que hace que muchos médicos que tienen más de haber salido de la escuela o de su especialidad, simplemente ignoren dichos adelantos por no actualizarse.

La ética médica, comprende varios apartados y quizá el menos conocido de ellos sea el del hecho de que parte de la integridad médica consiste en la obligación de mantenerse al tanto de los constantes y cambiantes adelantos en una ciencia tan amplia como la medicina. Esta aclaración la hacemos porque paradójicamente, las críticas y descalificaciones de este tipo de medicina, provienen de médicos no actualizados, poco informados y, en general, negligentes en el cumplimiento de su deber de estar al tanto de los adelantos de su especialidad.

Entre los mecanismos de envejecimiento más relacionados con el tema de este libro, estaría la declinación hormonal, pero es importante señalar que dichos mecanismos de envejecimiento influyen uno sobre el otro. De este modo, la declinación hormonal no deja de tener efectos sobre los otros cuatro. Se acelera la oxidación, el azucaramiento de proteínas, el deterioro mitocondrial y la producción de sustancias proinflamatorias. Así que no podemos considerar que el efecto nocivo de la menopausia ocurra exclusivamente por la declinación hormonal, que sin duda es el principal componente, pero no único.

Con el principal factor derivado de la menopausia, junto con su influencia sobre los otros, nos damos cuenta de que aumenta la incidencia de problemas cardiovasculares, en los huesos y en algún grado, cierto deterioro neuronal. Resulta difícil evaluar en qué proporción influiría la menopausia sobre el inicio o agravamiento de la diabetes y cáncer.

Los infartos cardiacos, prácticamente desconocidos en las mujeres antes de la menopausia, empiezan a aparecer cada vez más frecuentes a partir de esta. Lo mismo se puede decir del deterioro óseo que se inicia en forma de osteopenia y desemboca en la temida osteoporosis, con sus consecuentes fracturas, cirugías complicadas e interferencia con la calidad de vida.

Como el objetivo es dar una información accesible al público no médico, resultaría innecesario hablar de los modos de prevenir estas enfermedades degenerativas después de la menopausia, concretándonos a mencionar que sí constituye un capítulo importante del tratamiento de ésta. Finalmente, nuestro objetivo es dar un amplio panorama de las alternativas para contrarrestar los efectos de esta etapa de la vida y logar que los pacientes acudan en busca de ayuda profesional.

Caso clínico

Laura, de 44 años, llegó a consulta quejándose de que por las noches experimentaba episodios de calor y sudoración insoportables. A tal grado que tenía que cambiarse de ropa una o dos veces durante la noche. Su marido, se quejaba amargamente de que tanto movimiento no lo dejaba dormir y la culpaba de que durante el día, él se sentía cansado. Para Laura éste era solamente el principio de su problemática y debido a que seguía presentando periodos menstruales cada mes (aunque de características diferentes a los de su pubertad) no había realmente sospechado que la menopausia fuera la causante de sus síntomas.

Cuando la interrogamos en el consultorio, Laura ya empezaba a presentar algunas otras características, que, si bien podrían también explicarse por su falta de sueño, nos hacían sospechar cada vez más de que se tratara de una alteración hormonal. Dentro de esta sintomatología se encontraba la irritabilidad y labilidad emocional. Nunca estaba realmente tranquila o conforme y la más mínima crítica le despertaba inmediatamente episodios de llanto. Sus hijos se burlaban de ella todo el tiempo diciéndole: «*Ya ves, ya vas a llorar de nuevo*».

Por fortuna su sexualidad hasta el momento no se había afectado, lo cual permitió que la relación con su esposo no se fracturara del todo, ya que éste sí se quejaba bastante de sus constantes cambios de humor y como ya hemos mencionado, de que no lo dejaba dormir.

El paso siguiente en el caso de Laura fue solicitar que se realizara estudios de sangre en laboratorio para poder determinar algunos niveles hormonales que nos ayudaran a tener un diagnóstico certero. Específicamente solicitamos conteo de estradiol, progesterona, testosterona, hormona folículo estimulante y hormona luteinizante.

Debido a la urgencia de Laura por tranquilizar sus síntomas, le ofrecimos la opción de iniciar un tratamiento provisional que ayudaría a mejorar su situación mientras esperábamos que se procesarán sus muestras de sangre. Este tratamiento consistió en una cápsula diaria de un fitoestrogeno (de los que ya mencionamos) y un suplemento con un contenido importante de isoflavonas.

Cuando vimos nuevamente a Laura, siete días después, para la revisión de sus resultados y seguimiento del caso, sus síntomas habían desaparecido prácticamente. Lo único que permanecía, aunque en un grado mucho menor, era algo de labilidad emocional. Los bochornos y sudoración nocturnas, desaparecieron desde el segundo día de haber iniciado el tratamiento y solo tuvo un ligero episodio la noche anterior a la consulta.

Dentro de sus resultados de laboratorio encontramos niveles que alcanzaban la normalidad pero no eran óptimos los de estradiol. El resto de sus resultados se encontraban bien. El diagnóstico en ese momento fue de perimenopausia y dada su buena respuesta al tratamiento indicado de inicio, decidimos ajustar la dosis y mantenerla por unas semanas más para ver su evolución. Seis semanas después Laura estaba libre de síntomas.

Ella ha continuado con visitas semestrales, desde hace dos años, tiempo en el que reaparecieron de manera esporádica las sudoraciones nocturnas. Realizamos nuevamente los estudios de laboratorio correspondientes y observamos que su sintomatología inicial había regresado por una caída abrupta en sus niveles de estradiol. Los resultados fueron concluyentes y para entonces era evidente que el tratamiento con fitoestrógenos e isoflavonas ya no era suficiente. Gracias a que se encontraba en control médico, sus molestias solo duraron un par de semanas.

En conjunto con la paciente llegamos a la conclusión de que era momento de iniciar una terapia de reemplazo hormonal con estradiol. En su caso utilizamos *pellets* semestrales, por cómodos y convenientes. Nuevamente, sus síntomas desaparecieron luego de algunas semanas de iniciado el nuevo tratamiento.

Actualmente Laura lleva poco más de un año en este régimen. Se siente bien, con energía, plena y joven. La relación con su marido mejoró ya que sus problemas eran causados específicamente por los síntomas que estaba presentando y gracias a que actuamos con prontitud, estos desaparecieron. Laura y su marido pudieron regresar a ser la pareja de antes.

Comparación entre el conocimiento popular y el conocimiento adecuado sobre la menopausia y sus consecuencias.

A continuación, tratamos de presentar de la manera más gráfica posible, la comparación entre el nivel de conocimiento que tiene el público en general sobre la menopausia, contra el nivel de conocimiento adecuado que debieran tener ellos y sus médicos tratantes. En las siguientes páginas comparamos la conversación entre un grupo de mujeres, educadas, pero no profesionales en el campo de la medicina y las contrastamos con una serie de preguntas y respuestas brindadas desde el conocimiento médico actual.

Para lo primero, convocamos a un grupo de mujeres para que platicaran libremente acerca de sus conocimientos sobre la menopausia. Les proporcionamos un guion rústico de los puntos que debería cubrir la conversación. El grupo estaba compuesto por cinco mujeres, dos de ellas en etapa de postmenopausia (55 o más años), otras dos en plena menopausia (entre 45 y 55 años) y una mucho más joven (21 años) en una etapa de vida muy anterior a la aparición de cualquier indicio de perimenopausia.

Las invitamos a desarrollar una plática espontánea sobre el tema, procurando no reservarse ninguna idea preconcebida. Buscábamos que el resultado fuera una colección representativa de conocimientos adecuados, mezclados con creencias falsas y miedos acerca de esta etapa de la vida. Intentamos que el formato y diálogo fuera lo más parecido a lo que se conoce en mercadotecnia como «*focus group*».

Transcribimos en el siguiente apartado los fragmentos más relevantes para obtener de manera resumida, la animada conversación entre las invitadas, charla que duró aproximadamente dos horas y media, en un ambiente informal y nada estructurado.

Luego, presentamos un resumen de cómo se contestarían adecuadamente las preguntas más frecuentes que se hicieron acerca del tema. Estas respuestas incluyen conocimientos de los más recientes estudios publicados acerca de la menopausia y sus diferentes aspectos.

Conversación entre las mujeres «focus group»

Integrantes:

- Alicia (62 años). Administración de empresas.
- Araceli (67 años). Estudios inconclusos de comercio.
- Carmen (46 años). Psicología. Coordinadora del grupo.
- Rosaura (49 años). Administración pública.
- Lucía (21 años). Relaciones internacionales.

El objeto de la conversación era tener un panorama claro de los conocimientos populares en un grupo de clase media alta, con educación

Carmen abrió el diálogo actuando como coordinadora en el grupo, vigilando que no se salieran del tema y llevando la conversación hacia los aspectos relevantes de la menopausia.

Carmen: Los doctores nos pidieron que platicáramos acerca de la menopausia, que un par de nosotras estamos atravesando, ustedes dos supuestamente ya la superaron y una más todavía se encuentra lejos de ella.

Lo primero que opino es que es toda una *monserga*. En mi caso, a pesar de estar prevenida, no supe que algunas de las cosas que me estaban ocurriendo desde hace años se debían, como luego me explicó mi ginecólogo, a síntomas de perimenopausia. Yo pensaba que una vez que se suspendiera mi menstruación, empezaría con bochornos y otras cosas. Y que así era el inicio de la menopausia. No tenía la menor idea de la existencia de la perimenopausia…

Araceli: Mi mamá tiene 93 años y ella empezó a tener la menopausia a los 46 años. Tenía muchos bochornos y después…

Carmen: Pero a ver, explícanos bien. ¿Quieres decir que a los 46 dejó de menstruar o empezó con bochornos? O sea ¿qué empezó primero?

Araceli: No, empezó a dejar de menstruar irregularmente [sic], perdía periodos durante tres o cuatro meses y volvía a menstruar.

Carmen: Y ¿tenía bochornos?

Araceli: Tenía muchos bochornos.

Carmen: Por eso yo digo que no estaba menopáusica, estaba medio premenopáusica.

Araceli: ¡Ahh sí! Yo creo que tienes razón porque volvía a menstruar y luego empezó un doctor a mandarle una medicina que se llamaba Premarin, creo que era una inyección.

Alicia: Y había pastillitas también de Premarin.

Araceli: ¿Siiiiii?

Carmen: Mira, debe ser algún tipo de medicina parecida a lo que te tomas hoy, como Primogyn. Yo me echo el Primogyn…

Alicia: Mira mi mamá se tomaba una pastilla de la que no me acuerdo el nombre, cada ocho días. [Sic]

Carmen: ¿Una cada ocho días?

Alicia: Sí, mi mamá decía que la costurera le había recomendado el Premarin, que porque eso era muy bueno. Mi mamá, yo creo que ni siquiera se enteró de la menopausia, ¡si tuvo hijos todavía a los 45 años! Entonces debe haber estado muy arriba de años para la menopausia. [Sic]

Carmen: Una pastilla, una vez a la semana y ¿luego?

Alicia: Cuando se acordaba, se tomaba el Premarin.

Carmen: Pero a ver, explícanos. ¿Para qué se la tomaba? ¿Qué sentía ella?

Alicia: Ella no sentía nada, la costurera le dijo que era bueno que se lo tomara para que no fuera a envejecer porque con la menopausia envejeces. No ves que con la menopausia te arrugas, se te cae tu cutis y otras partes del cuerpo, se te reseca la piel, etc.

Araceli: La vagina también se reseca…

Alicia: Sí. ¡Muchísimo! Por eso te dan ese producto de caballo… ¿cómo se llama?

Carmen: Pues ese es el Premarin, que viene del caballo. [Sic]

Alicia: Ese, ese, pero en pomada.

Carmen: Bueno, no es de caballo, es de yegua.

Alicia: Dicen por ahí que es algo de caballo, pero bueno, da igual. Digo, es diferente porque tu mamá ¿a qué edad dejó de tener hijos? (preguntando a Araceli).

Araceli: Mmm… A ver… Sí. A los 33 años.

Alicia: Que no es lo mismo que tener su último hijo a los cuarenta y cinco… Pero lo más impresionante es que ella nunca tuvo nada [de síntomas].

Araceli: Porque siempre se tomó la pastilla que le dijo la costurera.

Carmen: Pero cómo va a ser eso, si se la tomaba cada quince días y eso no te sirve ni para el arranque.

Alicia: Yo me acuerdo de esa plática y la costurera le dijo: «Mire Evita, lo que debería de tomarse es una pastillita de Premarin». Yo creo que la costurera sí se la tomaba diario y mi mamá cada vez que se acordaba. Y con eso estaba feliz y encantada. Nunca le dio un bochorno ni una resequedad en la piel y solo se ponía la crema que compraba en el súper. Su *cold cream* era el mismo y su piel estaba intacta. Nada más no menstruó.

Carmen: Así debería ser para todas nosotras.

Alicia: Claro que así debería de ser, pero desafortunadamente, no.

Carmen: ¡Qué cosa tan horrible! ¿Por qué a algunas les pasa todo y a otras, como tu mamá, se muere a los noventa y tres sin nunca tener nada, tomándose una pastilla de vez en cuando?

Alicia: Y además dejó de tomársela cuando se le dio la gana. Ella se la tomó poquito tiempo y luego ¡no tomó nada!

Araceli: Pues mi mamá con una inyección mensual de Premarin, empezaba con bochornos y se le ponía la cara muy roja y sudaba horrible.

Carmen: No, no, no, ¡qué horror!

Alicia: Y además de ser viuda, ya no tenía relaciones y creo que eso es peor para la menopausia.

Araceli: Sí, es peor.

Alicia: ¡Muchísimo peor!

Araceli: ¡Ah! Pero luego tuvo un novio y debería habérsele quitado.

Alicia: Y… ¿si *cuchiplanchaba*?

Araceli: Sí, *clarinetes*.

Rosaura: ¿¡Comprobado!?

Araceli: Y tuvo dos… pero muy bien.

Carmen: ¿Y no se le quitó nada? Por fin, ¿se quita o no se quita con los novios?

Araceli: No, no se le quitó. Ella cada mes quería que la inyectara.

Carmen: ¿Ves? Tu teoría no funciona.

Alicia: ¡No! … Sí es cierto que si tienes relaciones es muchísimo más leve la menopausia.

Carmen: ¡Ah! Pues no queremos pensar las que tenemos bochornos ¿¡De qué tamaño serían sin relaciones!? ¡A lo mejor nos moriríamos ahí!

Araceli: Acuérdate de mi amiga Enriqueta. Unos bochornos que se moría, se ponía roja, roja y eso que tenía hartos y variados novios… y muy muy cercanos.

Carmen: Hartos qué, ¿bochornos?

Araceli: ¡No, mensa!… ¡Relaciones!

Carmen: Dos, tres, cuatro, cinco jajaja…

Alicia: Así las procuraba para evitar los bochornos.

Carmen: ¡Pero no le funcionó!

Araceli: Para mi mamá, el caso es que cuando tenía 80 años, que todavía estaba muy bien de todo lo demás, seguía con bochornos y me hablaba: «Hija, ¿cuándo me vas a inyectar? ¿Cuándo me vas a inyectar?», «Hija, ya no aguanto». Como cada tres semanas o rayando el mes se la ponía. ¡Pero 80 años, eh! ¡Y yo creo que hasta más!

Carmen: Pero a ver, explícame. O sea ¿a los 80 todavía tenía bochornos? Noooo, eso sí es un desconsuelo… ¡de la fregada!

Araceli: Ella es un caso. Yo no conozco a nadie tan grande que tenga bochornos, o a lo mejor no tengo cercanía con ellas para que me lo cuenten, pero yo creo que no es lo normal.

Rosaura: Le tenía mucha fe al Premarin… igual y era sugestión.

Araceli: ¡Sí! Es que sabes qué, era lo único que había o como el más conocido.

Rosaura: Es lo que también me acuerdo que le daban a mi mamá, no sé si le dieron bochornos, yo me acuerdo que se puso como de muy mal humor a sus cincuentas.

Carmen: ¿Cómo que no la aguantabas?

Araceli: El insomnio… el carácter… todo eso… pues sí son síntomas muy clásicos…

Rosaura: Mi mamá se puso así… Me dice mi ginecóloga que las mujeres son las últimas en darse cuenta que tienen la menopausia o la premenopausia, porque… ¡toda la familia se entera primero!

Alicia: Todo el mundo nota el mal humor…

Rosaura: El mal humor, los cambios rápidos, la sensibilidad. Yo creo que de eso sí me acuerdo.

Carmen: O sea ¿no todo el mundo tiene que tener lo mismo?

Alicia: No creo que a tu mamá le hayan dado bochornos, porque te acordarías. ¡Eso es terrible!… ¡Lo sientes! ¡Lo ves!

Araceli: Sí Alicia, ¡haz de cuenta que se le quema la cara!

Carmen: Yo, por ejemplo, el otro día me pasó que el pobre de mi esposo estaba acostadito y dice que abrió los ojos en la madrugada y que sintió un chiflón frío y dijo: «¡En la madre! ¡Ésta ya dejó la ventana abierta!». Pues cuál… era yo con el ventilador y con el abanico a todo lo que daba, pues estaba empapada de sudor. Pero en lo que no me ha afectado, bueno yo digo… a lo mejor todo mundo dice que sí, pero yo en el carácter no he sentido cambios.

Araceli: Pues en las oficinas y en los lugares de trabajo, a cualquier mujer que se enoje por algo, de inmediato alguien le dice que le está bajando o que está menopáusica…

Carmen: ¿Qué tal anoche? Que hasta mi hija se enojó porque estábamos hablando de alguien y yo dije que no estaba amable ni de buen humor y mi marido dijo: «Estaba menopáusico». Y se volteó mi hija enojada y le dijo: «Es una ofensa que se te ocurra decir que tiene menopausia ¡porque estás denigrando a la mujer!».

Lucía: ¡Claro que estaba denigrando a la mujer! No puede ser que porque una persona esté de mal humor ya esté menopáusico.

Rosaura: Es que es casi normal y común que se use como insulto….

Lucía: Oyeee ¿¡Por qué!?

Rosaura: Mira, yo estoy en menopausia y sí tengo la sensación de que estoy decayendo en algo. Yo siento, no es algo que le vayas diciendo a todo el mundo, pero siento que lo notan…. Ya estoy… Hay que aceptarlo.

Alicia: Y platicarlo, es un tema que antes no se tocaba para nada. Se sentía un poco, que no era un tema muy abierto.

Araceli: Es parecido a hablar de que te quiten la matriz y los ovarios y las personas usan el horrible término de: «La vaciaron». A mí cuando me quitaron los ovarios, no se lo dije a nadie, solo tenía 32 años, pero ya estaba harta de menstruar y entonces hice una fiesta y regalé Kotex y Tampax. Pero sí empecé con otros síntomas, me puse irritable y tuve problemas de sueño.

Carmen: Yo cuando dejé de menstruar estuve a punto de hacer una fiesta como la tuya, pero luego me vino el periodo de forma inesperada, una vez a los cuatro meses y otra a los nueve meses. ¡Pácatelas!

Lucía: Yo tengo varias tías que hasta se emocionan cuando llevan varios meses sin periodos y les baja.

Carmen: A mí no me emociona eso, dices: «Bueno, si ya me adapté ¿por qué ahora?»… Y agregando un poco al tema, a muchas mujeres les dan «cosas en las vías urinarias» ¿No? Como que te dan muchas infecciones urinarias.

Rosaura: A mí me pasó eso y me daban muchas infecciones en las vías urinarias… y en la vagina…

Carmen: A muchísimas les pasa, cistitis y «esas cosas». Y también ¿sabes cuál es otra peor?… ¡La incontinenciaaa!… ¿No? Que muchas mujeres no aguantan y se les salen gotitas, sobre todo cuando tosen o estornudan…

Lucía: ¿¡Qué!? ¿A poco pasa eso?

Carmen: Pues sí.

Lucía: Yo creí que cuando le pasaba a mi mamá no era por la menopausia…

Carmen: ¿Qué?… ¡Pues sí, te haces pipí!… ¡Porque no te puedes aguantar!…

Lucía: ¡Ya! ¡No es cierto!

Carmen: Sí, es cierto.

Alicia: Pues sí, porque tienes la vejiga caída.

Carmen: Te voy a decir por qué carambas es. Porque con la menopausia, cuando te fallan las hormonas, la elasticidad de tu vejiga no es igual y entonces… ¡Madres! Te haces.

Lucía: ¡Ay no! … Yo no estaba enterada de eso, eso de hacerse pipí.

Araceli: Te voy a decir el caso de mi hermana. Ella está en plena menopausia y le pusieron unos parches de hormonas…

Carmen: ¿Qué es eso?

Araceli: Me imagino que deben contener hormonas, progesteronas y eso. Luego me enteré del *pellet*, es como una pequeña munición que te ponen abajo de la piel en la pompa y suelta hormonas por tres o cuatro meses…

Rosaura: Mi hermana es un caso diferente al mío, ella menstrua muy fuerte y va a cumplir sesenta y tres.

Carmen: ¿Todavía menstrua, estás hablando en serio?

Rosaura: No… creo que recientemente ya no. Pero la «meno» la trae a todo lo que da…

Carmen: Y dicen que en algún momento se te quita… ¿tú crees?

Araceli: ¿Qué? ¿Los calores? No te digo que a mi mamá nunca se le quitaron.

Carmen: O sea que… ¿me voy a quedar así de por vida?

Araceli: No sé si tú, pero hay personas que les dura toda la vida o… ¡muchísimo tiempo!

Rosaura: Yo estoy segura que con el tiempo bajan las molestias… Una amiga mía se puso el *pellet* y me dijo que su vida cambió radicalmente. Se sintió otra vez joven… ¿Cómo ven?

Carmen: ¿El *pellet*?

Rosaura: Es algo de unas hormonas bioidénticas o algo así… ¿no?

Carmen: A mí, ¿sabes con qué me cambió la vida, pero luego se me volvió a descomponer? Cuando me dijeron que me tomara los licuados de proteína de soya. Me tomaba un chorro de soya al día y me empecé a sentir de maravilla, dije: «¡Qué bruto!». O sea, se me acabaron todos los bochornos que ya con nada me quitaban y empecé a tomar pastillas naturales de soya, las compras en las farmacias de Estados Unidos, con puras cosas de soya y estrógenos que vienen de plantas… unas cosas naturales, pero de la nada un día dejaron de hacer efecto y no sé qué fue…

Araceli: Ese *pellet* bioidéntico lo que dicen… es que tiene soya y que lo que te hace que no tengas menopausia es la soya. Bueno, ha de tener otras cosas. Parece que la soya es un reemplazo natural que hace hormonas como las que tenemos nosotros…

Alicia: No creo eso, tú no tienes soya en el cuerpo, o si la tienes es porque te la pones… o te la tomas…

Araceli: No… Lo que parece es que esas hormonas bioidénticas vienen de la soya…

Rosaura: Eso es lo que dicen, pero a otra amiga que se lo puso, se le hizo una cosa horrible, como un absceso… ¡Creo que se lo pusieron mal!

Araceli: Algunas personas dicen que te puede dar cáncer, pero solo con las hormonas que vienen de las yeguas…

Rosaura: Esas son las que te pueden dar cáncer, pero hay unas tomadas que también son bioidénticas ¿no?

Carmen: Pues estos que tomaba, se supone que son bioidénticos…

Lucía: ¿Y sufres mucho si no te echas nada?

Araceli: Mucho…

Alicia: ¡Muchísimo!

Carmen: Yo tengo una amiga… ¡qué cambio tan drástico tuvo! En cuanto le empezó la menopausia, ella no hablaba en nuestras comidas, estaba callada, enojada y si le preguntabas algo te contestaba enojada…

Lucía: ¿Y cómo estaban tan seguras de que fue la menopausia?

Carmen: Pues ella dijo que le estaba pegando mucho la menopausia…

Araceli: Sí, hay muchas que se les pone el genio de la fregada y más si tienes mal carácter. Te da la «meno» y… ¡peor!… ¡Te vuelves una bruja!

Alicia: Y, además, otro de los síntomas que son clásicos es el no dormir bien.

Carmen: Ese sí es espantoso…

Alicia: Es terrible… y una gente que no duerme bien, no puede estar de buenas.

Rosaura: De acuerdo…

Araceli: Yo porque me echo mis «barbitúricos» porque si no me los tomara, no dormiría.

Carmen: O sea ¿todas padecemos lo mismo?…

Rosaura: Una vez que me dejé de tomar la soya me dio mucho insomnio, pero un día aislado… No amaneces agotada, solo cuando es mucho tiempo te empieza a afectar.

Carmen: Yo estuve meses con mal sueño y como encontré poder volver a dormir, es matarme de ejercicio. Entonces claro… hago dos o tres horas de ejercicio y ya para la noche se me cierran los ojos…

Alicia: Puedes tomar tés de ocho azahares, de valeriana y etcétera. Pero a veces sirven y a veces no…

Araceli: Y hablando de sexo… Dicen que hay muchas mujeres que cuando tienen la menopausia se van a dos extremos, o les dan muchas ganas de tener sexo o se les quitan. ¿Ustedes no han oído?

Carmen: ¿Quieres decir que en medio no hay?…

Araceli: Como que no hay un punto medio, o platican que no les dan nada de ganas y a pesar de que el marido está «perseguidor» ellas no tienen nada de ganas… También creo que, a la menopáusica de mal humor, le cae gordo el marido…

Alicia: ¡Ay, pero eso desde antes!

Rosaura: Yo tenía una amiga muy puritana, que me preguntaba: «¿Cómo es eso de la menopausia?». Decía: «Es que veo a los hombres y como que me dan muchas ganas y me da cosa que se me vaya a notar».

Alicia: De todas maneras, da tranquilidad tener relaciones sexuales y saber que ya no se van a embarazar…

Araceli: Pues fíjate, les iba a platicar de mi hermana, que esa pobre tiene unos calores de veras…. Entonces se puso el *pellet* y todo se empezó a mejorar notablemente, pero ya saben que dura máximo cuatro meses…

Carmen: ¿Sabes por qué no se me antoja eso? Porque siento que, si te lo pones, no tienen manera de medirlo. O sea… ya te lo pusieron y ya te fregaste por cuatro meses con una dosis que a lo mejor no te va.

Alicia: Eso te sube tus niveles todos a cien…

Carmen: Sí, pero también te pasas. Y tomando pastillas en cambio, le vas midiendo.

Alicia: Y hay mujeres que se ponen hormonas untadas, pero no siempre sirven porque a algunas les dijo el doctor que su piel no absorbe.

Carmen: Como a mí, que me dieron un gel y no me sirvió y creo que me hizo engordar.

Alicia: Sí, es cuando dicen, mira ya se está «ajamonando»…

Carmen: ¡Qué bruto!… No puedes bajar de peso con nada.

Lucía: Esta conversación no ha hecho más que asustarme. No quiero que nada de eso me pase…

De la charla anterior desprendemos como conclusión principal, que el promedio de mujeres educadas tiene conocimientos parciales, y con frecuencia erróneos, acerca de la menopausia, como por ejemplo: la duración de ésta, toman como ejemplo los casos más severos y los generalizan haciendo que parezca como una cosa temible. Sus conocimientos acerca de precisión y duración de los síntomas son muy vagos y encontramos distorsiones serias en cuanto al reemplazo hormonal, sus formas, vías de administración, resultados y riesgos.

Debemos que tomar en cuenta que el grueso de la población no está constituido por mujeres educadas. El desconocimiento que estas personas muestran de la menopausia, a pesar de su educación, es evidente con las ideas falsas que propagan, tales como la pérdida de feminidad, de sexualidad y de autoestima. Habría que imaginarse grados mucho mayores de ignorancia y distorsión en mujeres con menor escolaridad.

Preguntas frecuentes

A continuación, hacemos un contraste intentando seleccionar las preguntas frecuentes sobre el tema y las respondemos de manera congruente con los conocimientos de la medicina actual, de los tratamientos modernos y de los riesgos conocidos.

► *¿Todas las mujeres padecen bochornos?*

Claramente, no. Los bochornos afectan al setenta u ochenta por ciento de las mujeres menopáusicas, lo cual muestra que sí es un síntoma frecuente pero es verdad que existen pocas que no los padecen.

► *¿Qué tan intensos pueden ser los bochornos?*

La intensidad de los bochornos varía enormemente, yendo desde los muy leves y esporádicos, hasta los más severos con sudoración profusa y frecuentes que incluso despiertan a las mujeres que los padecen y así incrementan sus problemas de sueño.

► *¿Voy a engordar?*

Con frecuencia se culpa a los estrógenos del aumento de peso y si bien sabemos que muchas mujeres suben de peso, esto se debe, principalmente, al hecho de que disminuyen sus requerimientos metabólicos y calóricos y al seguir comiendo la misma cantidad de calorías, éstas se almacenan en forma de grasa residual produciendo el sobrepeso. Cabe señalar que el uso de algunos estrógenos no bioidénticos producen aumento de peso, pero no por aumento de grasa sino por retención de líquidos.

► *Las relaciones sexuales se han vuelto dolorosas, ¿es por la menopausia?*

La respuesta a esa pregunta es un claro SÍ. Esto se debe a que se juntan varios factores: la pérdida de la elasticidad de la musculatura y en las paredes vaginales, lo que dificulta en grados variables la penetración. El adelgazamiento de la mucosa vaginal (membrana de recubrimiento) también hace más marcada la fricción. Y, por último, el factor más determinante, es la resequedad, debido a la atrofia progresiva de la secreción que normalmente lubrica la vagina y facilita la penetración.

▶ *No recuerdo cuándo fue la última vez que tuve ganas de tener relaciones sexuales ¿es normal?*

Es muy normal que más o menos la mitad de las mujeres experimenten una pérdida de libido, aunque a otras les ocurre lo contrario. Al no existir variables hormonales en forma paralela; es decir, que a algunas suban y otras bajen, la conclusión más factible es que por factores emocionales ciertas pacientes, sobre todo las depresivas, reaccionan con una baja del apetito sexual mientras que otras, quizá más rebeldes ante el cambio que están experimentando, reaccionan inconscientemente con una forma que en psicología se llama «formación reactiva». Lo que quiere decir que, al sentir la pérdida sobre compensan con una actitud contraria a ésta.

▶ *¿Se me va a caer el pelo?*

No necesariamente. Sabemos que las hormonas actúan como una orquesta y ya describimos que el cambio en unas produce efectos en otras. La medicina conoce la relación inversa entre el efecto estrogénico y el tiroideo, que puede ser uno de los factores que causan resequedad y caída de cabello. Pero sí hay muchos casos en los que no se encuentra una explicación satisfactoria.

► *¿Por qué se repiten constantemente las infecciones urinarias?*

Al disminuir el grosor de las membranas de recubrimiento de las vías urinarias, éstas se vuelven más susceptibles a los ataques de bacterias del exterior, produciéndose así uretritis y cistitis que, de no ser atendidas, pueden en casos extremos infectar por vía ascendente a los riñones y producir pielonefritis.

► *He notado un poco de incontinencia urinaria ¿tiene algo que ver con las hormonas?*

Por supuesto, la disminución en el tono muscular de la vejiga y del esfínter de la uretra está conectado con la baja de hormonas sexuales, ocurriendo entonces grados variables de incontinencia urinaria.

► *¿Es normal que me la pase enojada o llorando?*

A la gran mayoría de las mujeres les ocurren síntomas de orden emocional, muchos de ellos explicables por la baja de hormonas, pero algunos otros son causados por ideas falsas acerca de lo que significa este periodo de la vida. Por ejemplo, que se perdió la feminidad, la vitalidad, que ya están viejas y diversas afecciones de autoestima que producen irritabilidad, tristeza y, a veces, depresión.

► *No puedo dormir y me la paso bostezando todo el día ¿a dónde se fue mi energía?*

Ya explicamos que las hormonas y los neurotransmisores involucrados en los mecanismos del sueño están lo suficientemente afectados en muchísimas mujeres, produciendo alteraciones en el sueño. El grado de severidad de estos cambios explica la diversidad de casos, desde mujeres que experimentan varios episodios de despertar por la noche y volverse a dormir, hasta cuadros severos en los que la mujer duerme entre dos y tres horas diarias, complicándose la situación con agotamiento, natural baja de energía y amplificando la sensación de pérdida de capacidades.

► *Siempre me sentí orgullosa de mi memoria, hoy me la vivo perdiendo mis llaves.*

En la mayor parte de los casos existe una gran confusión entre pérdida de memoria y dificultades de concentración y atención. Ya explicamos que una cosa es «no me acuerdo» y otra es «no me fijé». Esto aplica para las llaves, objetos varios, la ubicación del automóvil en el estacionamiento, etcétera.

► *¿Es normal sudar tanto por la noche? Ayer tuve que cambiar dos veces las sábanas de mi cama.*

Así es. Los cambios vasomotores producen este fenómeno que en muchas mujeres es tan severo que tienen que cambiar su ropa de dormir y a veces hasta la de la cama. Afortunadamente se trata de casos extremos y la mayoría de las mujeres no llega a estos grados.

► *¿Tiene algo que ver con la menopausia que esté toda hinchada? No me entran los anillos.*

Más que con la menopausia, con frecuencia, la retención de líquidos que produce la hinchazón se debe a reemplazo hormonal con sustancias no bioidénticas que, por mecanismos no explicables, hacen que muchas mujeres retengan líquidos pero otras no.

► *Me siento completamente reseca de ojos, piel y boca ¿es la menopausia?*

Sí, la menopausia es capaz de producir diversos grados de resequedad, aunque también debemos tomar en cuenta sus efectos sobre el resto de la orquesta hormonal, especialmente los cambios en la función tiroidea y, ocasionalmente en personas predispuestas a cambios en la producción de insulina que al ir a la baja pueden representar grados variables de deshidratación en las mucosas.

► *¿Cómo se tratan los síntomas de la menopausia?*

La manera adecuada de proceder por el médico tratante es medir los niveles hormonales y reemplazar las hormonas faltantes en la medida exacta del déficit. Es poco recomendable, desde el punto de vista médico, proceder a un reemplazo hormonal sin determinar los niveles preexistentes. Desafortunadamente muchos médicos proceden así y aciertan o fallan de manera fortuita.

▶ *¿Existen tratamientos alternativos?*

Mucho se ha discutido acerca de la efectividad de tratamientos alternativos para la menopausia. Un bajo porcentaje de mujeres que han tratado homeopatía como alternativa, reporta algún alivio. La acupuntura no parece ser de mucha utilidad, aunque nunca se ha hecho un estudio serio al respecto. Lo que sí es un hecho es que, en Oriente, con el consumo de tofu y otros productos de soya, existe una versión más benigna y de presentación más tardía de la menopausia. Esto puede ser explicado por la presencia de genisteína y daidzeina, que son elementos que asemejan la actividad estrogénica y a la que muchas personas les llaman *estrógenos naturales*. Lo mismo se puede decir, aunque en menor escala, de las habas y el camote. La conclusión pudiera ser que sí existen tratamientos alternativos pero su efectividad varía enormemente y desconocemos hasta qué punto actúa la sugestión (efecto placebo) como factor determinante.

▶ *¿Me va a cambiar la voz?*

Un bajo porcentaje experimenta engrosamiento de la voz con la caída de estrógenos y esto se debe en parte a que la masculinización producida por la testosterona deja de ser contrarrestada por el efecto feminizante de los estrógenos.

► *Me está saliendo más vello facial ¿es por la menopausia?*

La respuesta es muy parecida a la de la pregunta anterior. El efecto masculinizante de la testosterona, sin ser balanceado por la actividad estrogénica, puede producir vello facial y aumento de cantidad y grosor de vello en brazos y piernas.

► *¿Aun cuando ya tengo síntomas de menopausia, me puedo embarazar?*

Sí. Existen reportes aislados de embarazos en mujeres que ya no menstrúan. Y es que sobre todo después de que se suspende la regla puede haber ocasionales incrementos de actividad estrogénica e incidentes aislados de ovulación que cuando coinciden con una relación sexual, cercana en tiempo, puede producir un embarazo. Es raro, pero ocurre. Con el avance del tiempo es cada vez menos probable.

► *¿Qué puedo hacer para que se me quiten las molestias? ¿A quién tengo que ver?*

En la actualidad esta respuesta resulta un poco ambigua. En general (con muy honrosas excepciones) los ginecólogos no tienen suficientes conocimientos de endocrinología fina y los endocrinólogos (también con sus excepciones), no tienen suficiente experiencia en ginecología. Existen algunos endocrinólogos especializados en problemas ginecológicos, que pueden de manera efectiva tratar la menopausia. De la misma manera, existen ginecólogos que han estudiado suficiente de problemas endócrinos como para tratarlos con éxito.

► *¿Qué tan segura es la terapia hormonal?*

La terapia de reemplazo hormonal es en la actualidad bastante segura, la incidencia de cáncer de mama y útero es apenas ligeramente superior en las mujeres que tienen reemplazo hormonal. Desde luego, los estudios iniciales que se hicieron acerca de esto, se basaron en hormonas no bioidénticas como el Premarin, que es un estrógeno equino que se obtiene de la orina de las yeguas embarazadas.

Cuando la terapia de reemplazo se hace con hormonas bioidénticas y se toma la precaución de bloquear dos de los tres productos resultantes de la degradación de estrógenos, se disminuye la incidencia de cáncer. Los tres productos de la degradación de estrógenos son: 16 alfa-hidroxiestrona, 4-hidroxiestrona y 2-hidroxiestrona.

Los dos primeros son conocidos como «malos estrógenos» ya que promueven mutaciones cancerígenas en las glándulas mamarias y en el endometrio. Mientras que la 2-hidroxiestrona se considera un «estrógeno bueno» en el sentido de no producir estimulación maligna alguna. Como resultado de lo anterior solo queda uno de los tres y es el único de ellos que no produce aumento en los casos de cáncer.

Tenemos la capacidad de manipular la degradación de los estrógenos usados en el reemplazo hormonal. Para tal efecto, bloqueamos la producción de los «estrógenos malos» con Licopenos e Indol 3 Carbinol. Estos dos productos ya se pueden obtener en forma de cápsulas o bien, se pueden tomar en forma natural con el consumo de vegetales de color rojo, ricos en Licopenos como el jitomate, la sandía, los pimientos rojos, etcétera. El Indol 3 Carbinol, también se puede consumir tomando una porción de vegetales crucíferos en la dieta diaria como la col, las coles de bruselas, la coliflor, el brócoli y los berros.

4

ANDROPAUSIA
Soy hombre, sin mi virilidad ¿qué soy?

¿Qué es?

A diferencia de las mujeres, que usualmente tienen el dato preciso de la desaparición del sangrado menstrual, los hombres no tienen ningún indicador concreto y preciso de que algo está sucediendo y claramente, ALGO LE ESTÁ SUCEDIENDO. Su testosterona está declinando lo suficientemente lento como para no notar un punto preciso entre tenerla y no.

La pérdida gradual de esta hormona, causa en forma muy lenta pero inexorable, sentimientos vagos e imprecisos. «*Me estoy poniendo viejo. Estoy perdiendo mi deseo sexual. ¿Qué me pasa? Estoy perdiendo el entusiasmo por las cosas que anteriormente me gustaban*».

En general los hombres sienten que su energía disminuye, que su vitalidad merma gradual y progresivamente. A muchos de ellos, por primera vez en su vida, les cuesta trabajo tener relaciones sexuales y observan cambios en la forma de su cuerpo. Algunos hombres sienten que la vida se ha vuelto gris, unos temen por su futuro y otros más se sienten horrorizados ante la idea de depender de los demás. Muchos notan una clara pérdida de fuerza muscular, lo suficientemente gradual y lenta como para no ser percibida como una enfermedad sino como un simple proceso de deterioro.

El común denominador, es un desasosiego atemorizante de no saber qué está ocurriendo y simultáneamente, bajo la creencia de que solo le está ocurriendo a él, pocos se atreven a comunicarlo por temor a que quede claro que a los demás NO les está pasando nada de eso. Y así va cada quien, cargando un costal, cada día más pesado, al que se le van añadiendo, también de forma lenta, una roca tras otra en forma de síntomas que aparecen con el transcurrir del tiempo.

No existe una edad que caracterice estos cambios. El inicio de la andropausia, es sumamente variable y ocurre en algunos hombres en los 50 tempranos, pero en su mayoría ocurre entre los 55 y 60 años, aunque existe un bajo porcentaje de hombres que pueden no experimentarla antes de los 65 años. Precisamente estos hombres, de andropausia tardía, que claramente se ven fuertes, joviales y entusiastas después de los 60 años, son los causantes involuntarios del temor que tienen los portadores de síntomas más claros de andropausia al compararse con ellos.

Veámoslo más claramente:

Yo tengo 57 años y me veo desganado, con menos energía, menos vitalidad y sobre todo empiezo a experimentar algunas dificultades sexuales y me siento claramente raro y angustiado cuando me comparo con mi amigo Luis, quien se ve fuerte, jovial, muerto de risa y presumiendo de que tuvo cuatro encuentros sexuales la semana pasada tan espectaculares, que en el cuadro de la última cena que había en la recámara, los apóstoles hicieron «la ola».

Hablamos pues de que la andropausia es un proceso lento, insidioso y poco claro, pero no por ello menos angustiante en la vida de muchos hombres que además lo cargan como un pesado secreto sobre sus hombros, sosteniendo internamente el angustioso pensamiento de ser el único que pasa por eso, no estar enfermo y confundirse por no saber qué sucede. Quizá lo más dramático de este asunto, es que, al acercarse a sus médicos en busca de respuesta, la mayor parte de ellos les aconseja que tomen unas vacaciones y en el mejor de los casos les hacen algunos exámenes de laboratorio que nunca encuentran la respuesta, por el hecho de que la declinación de testosterona nunca va a ser detectada en un examen de sangre de rutina.

Lo que intentamos describir es, que mientras en la mujer la menopausia se presenta con un claro cuadro sintomático y con un nombre específico para una serie de malestares vistos, en el caso de la andropausia quizá lo más pesado para el hombre que la sufre es la incertidumbre y la sensación clara y progresiva de que algo le pasa y no sabe definir qué es.

Otra gran diferencia es que no están definidas en el conocimiento médico las etapas de la andropausia, como sí podrían estar en el cuadro femenino equivalente. En el caso de lo que ocurre en los hombres, la única manera de definirlas sería estudiando periódicamente y de rutina, los niveles de testosterona en los hombres y definir claramente los parámetros en la **periandropausia** comparados con aquellos que se presentan en la **andropausia**, propiamente dicha. De este mismo modo, la **postandropausia,** basándose en el contraste de niveles, reportaría un índice menor al de la etapa anterior pero más estables.

De todo lo anterior, se desprende la conclusión de que, responder a la pregunta qué es la andropausia, no es algo sencillo ni claro. Tendríamos que decir que se trata de un conjunto de síntomas, vagos en su inicio, que se van cristalizando lentamente en malestares más claros y alarmantes que responden a una causa fundamental: la declinación lenta de los niveles de producción de testosterona.

Aunque el inicio de la declinación de esta hormona concentrada en los testículos ocurre alrededor de los 55 años, añadiéndole o quitándole siete años, habría que considerar los casos atípicos o fuera de lo común que abarcan desde lesiones testiculares (trauma, quemadura, etcétera), casos de tumores malignos que requieren la extirpación de uno o los dos testículos y otras causas más. En esta misma categoría, entraría una dificultad parecida a la que describimos para la falla ovárica prematura.

En los diez años que llevamos de experiencia en tratar pacientes andropáusicos en el marco de la medicina de antienvejecimiento, hemos visto cinco o seis casos de personas cuyas edades oscilaban entre 30 y 45 años, con una producción de testosterona con cifras comparables a las que produciría una persona entre 70 y 75 años. Esto es, una producción extremadamente baja y completamente insuficiente para cumplir todas las tareas que esta hormona desempeña en el funcionamiento normal del organismo masculino.

¿Cómo se siente?

A diferencia de la menopausia, cuyos síntomas son claros y de conocimiento popular desde hace mucho tiempo, la andropausia trae consigo un conjunto de características cuya descripción bajo un diagnóstico es de reciente integración y conocimiento. No ha sido sino hasta los últimos veinte años, cuando este cuadro empieza a ser conocido por los médicos y muy poco para el público. Muestra de eso es que hemos sido entrevistados en la radio para hablar sobre andropausia como un tema nuevo y desconocido que intenta, por este medio, permear en la comunidad.

Para complicar las cosas el diagnóstico no tiene uniformidad clínica, varía tanto en el tiempo de aparición como en la forma en la que se presenta. Las variables de tiempo y forma, esclarecen el por qué no es, sino hasta recientemente, que el síndrome (conjunto de síntomas) empieza a ser conocido por la comunidad médica y todavía existe una indefinición acerca de a qué especialidad pertenece. Algunos urólogos la conocen y la tratan; los endocrinólogos e internistas bien informados y actualizados, también manejan conocimientos sobre el impacto general en los aspectos físicos y emocionales del individuo.

En Estados Unidos, por ejemplo, en donde existe mucho más tendencia a sacar anuncios publicitarios de medicamentos en la televisión y en la radio, no es sino hasta los últimos cinco o seis años, en los que aparece con frecuencia un *spot* que menciona cansancio, pesimismo, debilidad, decaimiento, pérdida del apetito y baja en las funciones sexuales, como síntomas asociados a *Low T*. El anuncio invita a averiguar mucho más sobre la disminución de testosterona en una página *web*. Curiosamente no anuncia ningún medicamento específico, pero es claro que el sitio y el *spot* están patrocinados por uno de los principales laboratorios farmacéuticos que producen y comercializan testosterona, cuyo producto es quizá el más conocido en el mercado norteamericano.

En México, la actitud de la comunidad médica ha sido de rechazo y apenas, en los últimos cinco años, se ha empezado a abrir al uso de testosterona para combatir los síntomas de la andropausia. La explicación radica en que durante décadas se nos enseñó que la hormona producía cáncer de próstata. Estudios al respecto han proporcionado evidencia de que esta afirmación es falsa. Pese a ello, todavía existe una mayoría abrumadora de médicos que temen prescribirla.

La falsa idea se fortaleció porque en algunos cánceres de próstata había células cuya dependencia para su crecimiento se basaba en testosterona. Tanto así que se llegó a usar la castración quirúrgica o con radioterapia, en aquellos hombres que se sospechaba tenían tumores con esas características. Lamentablemente muchos hombres fueron castrados en vano ya que sus tumores no habían sido estudiados ni existían los métodos para identificar células dependientes de hormonas. En Estados Unidos, se empezó a investigar el mito desde hace varios años, pero probablemente la investigación más minuciosa y completa, fue hecha en la Universidad de Harvard a los que les tomó diez años, y fue publicada hasta el 2009 con el título «*Testosterone for life*» (Testosterona para la vida).

Este libro del doctor Abraham Morgentaler, profesor asociado de la Escuela de Medicina de la Universidad de Harvard, habla de la masiva investigación, que concluye en un veredicto de inocencia para la hormona y la deslinda como promotora del cáncer de próstata. Es triste que durante tantos años se le haya considerado culpable. En México, desafortunadamente todavía existe una abrumadora mayoría de médicos que sostiene la vieja teoría, con probada falsedad.

Como hemos dicho varias veces, la andropausia carece de una secuencia predecible en la aparición de sus síntomas, aunque estos sean conocidos. Pero por lo mismo, no podemos describirlos como si fuera una serie, pueden aparecer en desorden, uno por uno o varios al mismo tiempo. Todos ellos son factores que han aumentado la confusión y la tardanza en describir un cuadro, tan importante para la salud y el mantenimiento de la buena calidad de vida.

Disminución de energía y entusiasmo

Es, por su alta frecuencia, el primer síntoma que experimentan los hombres. Su aparición es tan variable que la única manera de aproximarse adecuadamente es ubicarla después de los 50 años. Muchos varones, le llaman en el lenguaje popular «el tostonazo» (refiriéndose a las viejas y extintas monedas de cincuenta centavos llamadas tostones). Sienten que pierden energía física, pero también entusiasmo, de modo que las expresiones más comunes son: *No tengo ganas de hacer ejercicio. La mayor parte de mis tareas me cuestan más trabajo y esfuerzo. Rehúyo a las escaleras y busco los elevadores. Mi rendimiento ha disminuido. Me siento débil. Me recuesto con más frecuencia. Por primera vez siento los efectos de la edad. Me encuentro menos atraído hacia cosas que antes me gustaban. Me siento apagado en mis interacciones con los demás. Me comparo con frecuencia con las expresiones de humor o de entusiasmo en otros hombres. Pregunto con frecuencia la edad de los demás y me tranquiliza cuando son más jóvenes y avejentados, pero me inquieta cuando son más viejos y lucen mejor».*

De todo lo anterior desprendemos que las descripciones de la baja de energía y de entusiasmo no son uniformes, lo cual contribuye a la confusión y dificultad en la descripción de un síntoma claro.

Síntomas sexuales

En la sexualidad de los hombres y de las mujeres, se distinguen dos aspectos: el apetito sexual o «las ganas» y el funcionamiento propiamente dicho. Esta distinción es conveniente desde el punto de vista descriptivo, ya que son independientes una de la otra, y si bien pueden ocurrir ambas simultáneamente, tampoco resulta raro encontrar una sin que la otra esté presente. Es por este motivo que dividiremos los síntomas sexuales en dos grupos.

Hablemos primero del deseo sexual. En general podría ser comparado con la estatura, existen personas altas, medianas y bajas o chaparras. Esto quiere decir, que el deseo sexual de una persona varía de hacerlo diario hasta tener ganas cada semana o diez días; todos caen en el rango de lo normal. Así, la disminución del deseo debe ser referido a la frecuencia previa que tenía la persona, de manera que para un hombre que tuviera ganas de tener sexo diariamente y ahora se reduce a un par de veces a la semana podemos concluir que hay una baja. La pregunta de rigor para determinar este síntoma siempre será: ¿Cuál era su frecuencia normal antes de sentir esta baja?

Créalo o no, todavía existen hombres con cierta dificultad o pudor para hablar de su frecuencia sexual, como si esto fuera motivo de vergüenza. Es a este tipo de hombres a quienes, ante la presencia de algún síntoma de andropausia, debemos preguntarles directamente acerca de su vida sexual.

Por otro lado, si hablamos del otro aspecto de la sexualidad masculina ligado al funcionamiento, los dos parámetros a medir, serían: el tiempo de eyaculación (tiempo que transcurre entre la penetración y la expulsión de semen) y el grado de función eréctil (calidad de la erección).

La andropausia no tiene impacto sobre el tiempo de eyaculación, esto es, la eyaculación prematura o precoz, siempre tiene origen en la adolescencia y a menos que sea tratado, persiste durante toda la vida. Aunque cabe aclarar que algunas personas tienen eyaculación precoz selectiva; es decir, lo prematuro se da con algunas parejas y con otras no. Por último, existen hombres que eyaculan prematuramente por temporadas y las causas resultas inciertas.

En cambio, la función eréctil sí tiene una relación cercana con la andropausia. En este punto conviene aclarar que la erección es un complejo proceso que depende de muchos mecanismos, pero sin duda, algunos de estos se encuentran directamente influidos por los niveles de testosterona.

Este síntoma es tan importante, que la mayoría de los hombres acuden a consultar a varios médicos para tratar dicho problema. Resulta desafortunado que una parte considerable de ellos son tratados con los medicamentos conocidos para la disfunción eréctil sin prestar atención a los niveles de testosterona. Se atiende pues lo sintomático y no el fondo del problema con sus otros efectos perjudiciales para la salud.

De hecho, existen en México algunos grupos de médicos dedicados a tratar la disfunción eréctil, que de manera exclusiva se limitan al tratamiento del síntoma, por cierto, usando métodos bastante directos y en algunos casos innecesarios, como inyecciones en el pene. El resto del cuadro de baja testosterona, con todas sus repercusiones, que son múltiples, no es tratado. Y así, el paciente continúa aparentemente normal sin frenar las repercusiones que la baja de la hormona tiene sobre sus arterias, músculo cardiaco, integridad neuronal y masa muscular en general. Dicho tratamiento sintomático, tampoco se hace cargo de los efectos sobre el estado de ánimo y la calidad de vida.

La disfunción eréctil ha servido como objeto de burlas y mofas, como: «*Lo tienes como malvavisco, No se puede meter un malvavisco en una alcancía, Tú no paraguas o Lo que tienes SSPM (solo sirve para mear)*». Estas burlas son justamente el motivo por el que un número considerable de varones no habla del tema, quedándose con dos opciones: o resignarse al síntoma o buscar ayuda médica de estos grupos especializados y recibir tratamiento sintomático solamente. Cuando se tiene la andropausia como objetivo principal del tratamiento, la disfunción eréctil es corregible en la aplastante mayoría de los casos. El método de tratamiento después de corregir la andropausia puede seguir varios caminos, que de nada sirven, si no se corrige la falta de apetito sexual. Los correctivos de varios tipos de la disfunción eréctil, siguen siendo inútiles mientras el individuo no tenga ganas de tener sexo. Pero una vez que se obtienen estas ganas, la disfunción eréctil se puede tratar desde con remedios naturales, pasando por diversos medicamentos pertenecientes a un grupo llamado inhibidores de la fosfodiesterasa tipo cinco, con sus diversas dosis y vías de administración, hasta lo último de lo que disponemos que consiste en un aparato de ondas de choque que revascularizan los cuerpos cavernosos, lográndose así una erección de grado cuatro (véase la figura once). Este aparato, si bien no logra un cien por ciento de efectividad, si alcanza un aceptable noventa por ciento y, cuando no actúa por si solo, deja al sujeto sensible a los medicamentos como los inhibidores antes mencionados, lo cual lleva la efectividad del tratamiento de esta disfunción de un noventa y cinco a un noventa y siete por ciento.

Por último, al hablar de disfunción eréctil tenemos que aclarar que existen cuatro grados de rigidez en la erección. En el uno, el pene crece, pero no se encuentra firme y de hecho no se eleva. En el dos, tiene cierta firmeza, no la suficiente como para llevar a cabo la penetración. En el tres, existe erección con firmeza, la persona siente subjetivamente que no es completa y teme que no sea suficiente o que no dure, lo que ocurre con frecuencia. El grado cuatro es la erección normal de un hombre no andropáusico, se trata de una erección rígida, firme y duradera y no produce ningún tipo de inquietud durante el acto sexual. La explicación gráfica se muestra en la siguiente figura:

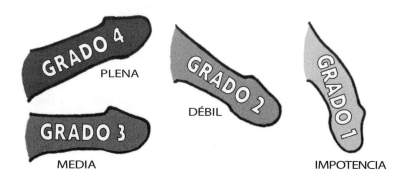

Figura 11. Grados de erección

Alteraciones en el estado de ánimo

Es uno de los síntomas más vagos y variables del cuadro de andropausia, ya que tiene una conexión íntima con la personalidad previa de cada sujeto. De este modo, tenemos hombres con tendencias depresivas que afloran en esta etapa con todas sus variables como: insomnio de despertar temprano, tristeza persistente, algunas veces brotes de llanto, pesimismo y una gran sensación de desesperanza que los lleva a la conclusión de que nada de esto tiene remedio.

En raras ocasiones, la severidad de este síntoma es tal que algunas personas tienen intentos de suicidio y, desafortunadamente, existen los que tienen éxito.

Tal vez el impacto más frecuente sobre el estado de ánimo es una sensación de menor aguante ante las presiones de la vida. Las personas sienten que se han vuelto más débiles, que han perdido entereza o valor y lo que ocurre es la baja de testosterona, también disminuye la resistencia al estrés.

Hay pacientes que, como consecuencia de la disminución de esta hormona, se vuelven quejumbrosos, susceptibles, frágiles emocionalmente y algunos hasta sumisos. Hay otros para quienes la característica más clara es un constante sentimiento de victimización a manos de diferentes verdugos (esposa, hijos, jefe o sociedad).

Un alto porcentaje de hombres andropáusicos ven agravados sus síntomas cuando se retiran o jubilan de la vida laboral. De alguna forma se quitan el beneficio terapéutico del trabajo y cuentan con más tiempo para sentir lástima por sí mismos y acariciar toda clase de pensamientos negativos y pesimistas.

Otra variación es la irritabilidad y la intolerancia y se transforman en «viejos cascarrabias» que se caracterizan por estar inconformes con todo, ser demandantes, enojones e intolerantes.

La andropausia a veces adopta diversas formas de aprehensión. La persona experimenta temores que no tenía antes como a la pobreza, a la dependencia y al deterioro físico y mental. Este tipo de personas se vuelven agudos observadores de sus olvidos, exageran su pérdida de memoria, sienten que ya no se acuerdan de nada y se atemorizan más.

La preexistencia de síntomas de hipocrondriásis (temor a estar enfermos), algunas fobias y otras características de personalidad, se hacen más obvias y aparentes. De este modo, los hombres poco sociables, se aíslan y empobrecen sus contactos sociales.

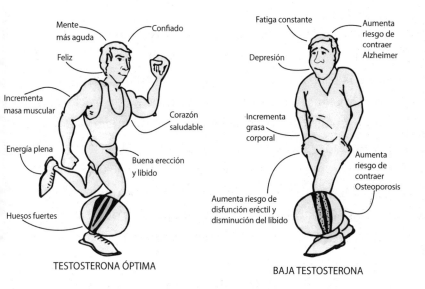

Figura 12. Características de andropausia

Composición corporal

Hay muchos hombres que de espaldas parecen tener un cuerpo normal, esto cambia drásticamente cuando se les ve de perfil o frente, ya que es notorio un vientre abultado que empieza desde el esternón y baja hasta el pubis. Curiosamente no sale hacia los lados la mayor parte de las veces. Esto que describimos es una característica corporal que grita: «¡Tengo baja la testosterona! ¡Estoy *andropáusico! ¡No tengo la menor idea de dónde salió esta barriga si como lo mismo de siempre!*».

Si seguimos escudriñando la figura de este hombre, notamos que sus brazos y sus piernas son delgadas y que todo el exceso de grasa corporal parece haberse depositado al interior del abdomen. Apuntemos que la grasa intraabdominal es, por mucho, la más peligrosa.

Lo que hemos descrito es el impacto más frecuente de la andropausia en la estructura corporal masculina. Cuando baja la testosterona, disminuye el consumo calórico de todos los músculos. Lo anterior se debe a dos mecanismos: los músculos no reciben el estímulo de mantenimiento que la hormona ejercía sobre ellos y, como consecuencia de lo anterior, se pierde masa muscular a razón de uno por ciento cada año después de los 50 y el ritmo se duplica después de los 60. Esto quiere decir que un hombre de 80 años, perderá el exorbitante porcentaje de cuarenta por ciento de la masa muscular que tenía.

La disminución de la masa muscular, junto con la actividad metabólica y el consecuente consumo de calorías, hace que una gran parte de lo que el sujeto ingiere, se convierta en grasa, y por alguna razón todavía desconocida, tiende a depositarse en el interior del abdomen, entre las vísceras. A esto se le llama **adiposidad central**.

La grasa intraabdominal es una potente fuente de producción de una gran variedad de moléculas proinflamatorias (citokinas, quemokinas, luecotrienos, interleucinas y muchas otras). Todas estas moléculas producen uno de los cinco factores claves en el envejecimiento del cuerpo y son además una de las causas de las enfermedades crónico-degenerativas que se derivan de la edad, como los infartos, embolias y accidentes vasculares cerebrales, diabetes, osteoporosis, demencias y cáncer.

La baja de testosterona en los hombres, produce este característico vientre abultado, que actualmente tiene relevancia en el llamado índice de relación cintura/cadera, que se usa como predictor de riesgo de enfermedades degenerativas. A continuación, mostramos un esquema del cambio de composición corporal que muestra los valores normales y aquellos que representan riesgo para la salud. Conservar niveles adecuados de testosterona, tiene una importancia clave para no envejecer cargados de riesgos de enfermedades degenerativas y garantizar calidad de vida.

Índice De Relación Cintura/Cadera

MUJERES	HOMBRES	RIESGO DE ENFERMEDADES
Menor a 0,8	Menor a 0,95	Muy Bajo
Entre 0.81 y 0,84	Entre 0,96 y 0,99	Bajo
Mayor a 0,85	Mayor a 1	Alto

Insomnio

A mayor edad se producen cambios en los requerimientos de sueño. Mientras el recién nacido duerme entre dieciocho y veinte horas al día; los niños de 7 años en adelante siguen necesitando entre diez y doce horas de sueño; el adolescente y adulto joven ya solo requieren entre siete y ocho horas. Sin embargo, el adulto mayor de 50 años, solo necesita seis horas y media de sueño. Uno de los efectos de la disminución de testosterona son las perturbaciones en la duración y calidad de sueño.

Al igual que en las mujeres, los varones de 60 años en adelante, tienen problemas para lograr una cantidad suficiente de sueño. No está claro el papel que la andropausia desempeña en las alteraciones, pero lo que sí está claro es que la declinación de la hormona sí interfiere tanto con la duración como con la calidad y profundidad del sueño.

Alteraciones cognitivas

El hombre andropáusico empieza a padecer problemas con su memoria, la capacidad de concentración, la atención, la velocidad con que procesa datos y su capacidad para la resolución de problemas. Está claro que la andropausia aumenta la posibilidad de demencias.

La enfermedad de Alzheimer es solo una modalidad de demencia (quizá la más conocida por el público) pero existen otras y el riesgo de padecer alguna de ellas aumenta en esta etapa de la vida.

Éste, junto con la disfunción eréctil, son los síntomas que más asustan a los hombres después de los 55 años y son los motivos más recurrentes por los que acuden a consulta para tratar de ver si existe algún remedio para su padecimiento. Ya dijimos que tratar cualquiera de estos síntomas en forma aislada, sin tomar en cuenta el cuadro completo, constituye un error médico.

Impacto sobre la condición física

La andropausia disminuye la eficiencia cardiopulmonar y con ello la capacidad aeróbica de un individuo. La **VO2max** es un indicador de la cantidad máxima de oxígeno que el cuerpo puede absorber, transportar y metabolizar en un tiempo determinado. La capacidad se ve afectada en esta etapa de la vida y los pacientes notan menor resistencia al ejercicio, se cansan, y da inicio un terrible círculo vicioso donde se abandona la actividad física, se privilegia la vida sedentaria y hay un incremento de los síntomas de la andropausia en la salud, y, desconociendo esta relación, el paciente no busca el tratamiento adecuado.

Síntomas vasomotores

Aunque menos conocidos que los clásicos bochornos de la menopausia, los hombres también padecen, con más frecuencia de lo que ellos mismos admiten, oleadas de calor. Ni siquiera lo mencionan por pensar que eso habla de algún tipo de disminución de su virilidad, creyendo que estos síntomas son exclusivos del género femenino.

Para los varones, reconocer que tienen bochornos resulta extremadamente vergonzoso y por ello tienden a ocultarlo hasta del médico, quien debe hacer un extenuante interrogatorio dirigido para identificar el síntoma.

¿Qué la acompaña?

Al igual que en las mujeres, los hombres que atraviesan esta etapa de la vida, no solo tienen los síntomas ya mencionados, sino que también aumenta, de manera considerable, el riesgo de padecer otras enfermedades que deterioran su calidad de vida y hacen que el paso del tiempo se vuelva toda una calamidad. Ahora enumeraremos los padecimientos más frecuentes que ocurren como consecuencia de la andropausia, ya sean solos o en forma simultánea. Los dos padecimientos más claramente asociados son:

- Dislipidemias
- Riesgo de enfermedades cardiovasculares

Existen otros menos frecuentes, pero dignos de mencionarse:

- Desmineralización de los huesos (osteopenia y osteoporosis)
- Trastornos metabólicos
- Demencias

Dislipidemias

No está clara la conexión que existe entre la andropausia y las alteraciones de los lípidos (colesterol y triglicéridos) en la sangre. Es posible que parte del aumento se deba a que los lípidos ya no se convierten en testosterona u otras hormonas sexuales. Lo que sí sabemos es que hay una clara evidencia estadística de que los hombres andropáusicos incrementan sus índices con alteraciones importantes como la disminución del colesterol de alta densidad (HDL) también conocido como colesterol bueno.

Quizá se deba a la disminución de la actividad física, ya que sabemos que el ejercicio promueve la conversión de lípidos a HDL, lo cual protege los vasos sanguíneos de los peligrosos depósitos que se forman en sus paredes. Desde luego, al disminuir el colesterol bueno, estadísticamente notamos un incremento en las cifras de colesterol de baja densidad (LDL) o malo. Sabemos que el LDL tiende a mantener las moléculas de lípidos pegados a las paredes de las arterias y esto aunado a la disfunción endotelial (ya explicada en el capítulo de menopausia) aumenta considerablemente la incidencia de enfermedades coronarias y alteraciones en los vasos cerebrales, con sus consecuentes infartos (obstrucción de la arteria) y derrames cerebrales (ruptura de la arteria).

Riesgo de enfermedades cardiovasculares

Está demostrado en varias investigaciones, que existen más receptores de testosterona en el corazón que en los genitales. De hecho, existen en todos los músculos pero particularmente se incrementan en el músculo cardíaco debido a que la actividad de éste es constante. Esto quiere decir que la declinación de la hormona, afecta directamente la eficiencia del corazón y de los músculos en general.

Como hemos mencionado anteriormente, las alteraciones en las cifras de colesterol, constituyen uno de los factores que aumentan la incidencia de las enfermedades cardiovasculares. Sin embargo, otros autores han aportado datos interesantes al respecto. Por ejemplo, un estudio encabezado por la Dra. Khaw, profesora e investigadora clínica orientada a la gerontología en la Universidad de Cambridge y la de San Diego, California, demuestra que, al disminuir la testosterona, aumentan de manera paralela los niveles de presión arterial sistólica y diastólica. Su estudio relacionó de manera concluyente que de algún modo los niveles adecuados la hormona, nos protegen de elevaciones en la presión arterial.

De igual forma, el trabajo del Dr. Marin, investigador de la Universidad de Gotemburgo y del laboratorio Wallenberg, en Suecia, con amplia experiencia en temas de endocrinología, hormonas sexuales y su relación con la salud y el envejecimiento, mostraron que la normalización de niveles de testosterona producía una disminución en colesterol total y presión arterial diastólica. Otros autores coincidieron con las conclusiones y corroboraron la baja en el colesterol malo y total.

Desmineralización de los huesos

Varios estudios muestran que ajustar los bajos niveles de testosterona aumenta la densidad mineral de los huesos, con lo cual se concluye que lo contrario es cierto. Esto es, al comparar esta densidad mineral en sujetos con niveles normales y bajos, algunos estudios muestran que existe un promedio de 5% menos mineralización en sujetos con testosterona baja. Claramente la disminución de la hormona está directamente relacionada con la solidez de los huesos.

Alteraciones metabólicas

Es interesante comparar el tratamiento de pacientes diabéticos con bajos niveles hormonales con aquellos que no presentan alteración. El control de las cifras de glucosa en sangre, resulta extremadamente fácil en los segundos, y en cambio, los primeros muestran mucha dificultad para controlar su glucosa. Esto puede ser explicado porque sabemos que la testosterona disminuye la resistencia a la insulina, lo cual permite que la glucosa en sangre pase al interior de las células con mucho mayor facilidad. Cuando lo anterior no se cumple, no se contrarresta la resistencia a la insulina.

Por lo tanto, podemos concluir que la andropausia representa un riesgo para desarrollar enfermedades metabólicas, intolerancia a la glucosa y probablemente contribuya al desarrollo de diabetes mucho más rápido, sobre todo en sujetos genéticamente predispuestos.

Demencias

Los pacientes cuyos niveles de testosterona son bajos, cuando se les corrigen reportan mejorías no solo en estado de ánimo, sino en la retención, concentración y rendimiento en sus ocupaciones diarias.

Por otro lado, se han identificado un gran número de receptores de testosterona en el sistema nervioso central que actúan de una manera protectora, conservando las funciones mentales superiores.

Las fichas en el tablero

Hormonas

Ya explicamos que las hormonas deben verse y tratarse como partes de una orquesta que trabajan en pro de una dulce melodía. Ahora veamos cómo es su dinámica dentro de un cuadro de andropausia, quiénes participan y cómo contribuyen a la buena salud.

Testosterona

Por años la humanidad ha conocido, por lo menos de forma empírica, los efectos que produce retirar los testículos en seres humanos y en animales. Recientemente hubo una famosa película cuyo título original es *Il Castrato* en la que se destacaba la conservación de una voz muy femenina en un cantante gracias a la castración. En el mismo tenor, alguna vez se dijo, sin comprobarse, que se castraba en la antigüedad a los famosos Niños Cantores de Viena, ya que su entrenamiento de muchos años se perdía con el cambio de voz en la adolescencia. También es de conocimiento popular, que un caballo entero es mucho más difícil de manejar y más impredecible que uno «garañón» esto es, castrado.

Lo anterior nos sirve para decir que la testosterona sostiene las características masculinas en machos (animales) y hombres.

Pero antes de ver los efectos específicos de esta hormona en el cuerpo masculino, veamos de manera simple de dónde viene, cómo se produce, cómo se distribuye y dónde actúa.

La testosterona es una hormona esteroidea, lo que quiere decir que se deriva de la molécula básica del colesterol, cuyo núcleo ya esquematizamos en el capítulo de la menopausia (ver esquema).

En el hombre, su sitio de producción ocurre de manera preponderante en los testículos. Específicamente vienen de las llamadas células de *Leydig* que existen entre los espacios de la complicada tubería de los conductos seminíferos. En ellos se producen los espermatozoides y otras secreciones que, en conjunto, dan origen al semen (secreción externa). Sin embargo, en los espacios entre los tubos seminíferos, encontramos cúmulos de estas células de Leydig que a través de varios pasos químicos convierten el colesterol en testosterona que sale hacia los vasos sanguíneos (secreción interna de los testículos).

Los testículos secretan interna y externamente por lo que se le conoce como una glándula mixta.

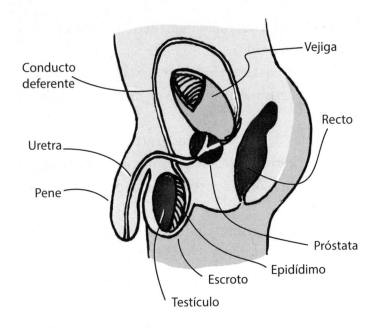

Figura 13. Aparato genital masculino

Una vez depositada la testosterona en la sangre, es rápidamente recogida por un tipo de proteína, perteneciente a la familia de las globulinas, cuya función es transportarla por todo el cuerpo, principalmente al sistema nervioso, al corazón y a los músculos y huesos en general. Las transportadoras, se conocen como **globulinas fijadoras de las hormonas sexuales**, comparables con camiones. Estos trasladan la hormona por todo el cuerpo y al llegar a su destino es captada por los receptores. Esto, nos permite distinguir dos tipos de testosterona: la Total y la Libre. La importancia de esta distinción será descrita en la sección de tratamiento ya que es de suma importancia.

Falta mencionar que el nivel de testosterona se mantiene constante debido a su equilibrio con la llamada **hormona luteinizante**, cuya producción corre a cargo de la hipófisis, situada en medio de la base del cráneo (silla turca). Si los niveles de testosterona empiezan a bajar, la hipófisis produce más hormona luteinizante, la que, al estimular las células de Leydig en los testículos, hace que aumente automáticamente su producción por dichas células. Una vez comprendido esto, veamos qué pasa en la andropausia.

Digamos que el hombre tiene 55 años y empiezan a ocurrir lenta y simultáneamente varios fenómenos:

1. Declinación en el número de las células de Leydig que se van muriendo con el paso del tiempo.
2. Disminución en la cantidad de testosterona producida por cada célula de Leydig.
3. Disminución en la capacidad de respuesta de las células de Leydig a los niveles de hormona luteinizante.
4. Aumento en la producción de globulinas fijadoras.

La testosterona produce los siguientes efectos en el cuerpo masculino:

- Es un esteroide anabólico.
- Produce la aparición de los caracteres sexuales secundarios en el hombre.
- Conserva y optimiza la función neuronal.

- Mantiene el volumen y la eficiencia de los músculos.

- Su presencia es indispensable para la producción de espermatozoides en los testículos.

- Impacta directamente en el funcionamiento sexual, desempeñando un papel activo en las erecciones.

- Tiene importantes acciones sobre los huesos.

- Parece tener una función benéfica (contrario a lo que se creía antes) sobre la conservación y el funcionamiento de la próstata.

- Son indudables los aspectos emocionales que produce en el organismo masculino.

Lo anterior fue solo una enumeración de sus efectos, pero vale la pena ampliar brevemente cada uno de ellos, para tener un mejor entendimiento.

- Un esteroide anabólico es aquella sustancia derivada del colesterol que promueve la construcción y el mantenimiento de las estructuras corporales a través de producir una mayor cantidad y eficiencia en las proteínas que componen las diversas estructuras de nuestro cuerpo.

    Es por ello que, el uso ilegal de un esteroide anabólico, produce en los deportistas un mayor rendimiento y eficiencia, justamente por hacer mucho más efectiva la función de los músculos. De este modo los fisicoculturistas desarrollan enormes y desproporcionadas masas musculares con su uso. La dificultad es que, al no poder sostener estos niveles por el resto de sus vidas, el aterrizaje a niveles normales se parece más a una caída en picada que a un planeo suave.

- Hace tiempo se sabe que la testosterona produce la aparición de los caracteres sexuales secundarios en los adolescentes, como el vello corporal y facial, el engrosamiento de la voz, el crecimiento de los genitales y el desarrollo de la masa muscular especialmente en la parte superior del cuerpo.

- El impacto de la testosterona sobre la masa muscular es indudable e indiscutible. Éste es quizá el efecto más claro que distingue los altos niveles en el hombre sobre los que posee la mujer. El cuerpo masculino se vuelve musculoso, sobre todo en la llamada cintura escapular, esto es el ancho de los hombros comparado con el ancho de la pelvis. En las mujeres, la cintura pélvica es mucho más grande que la cintura escapular. Y esto se observa incluso en los animales; por ejemplo, los toros tienen un torso mucho más fuerte y desarrollado que las vacas.

- Sabemos que en varones en edad de tener una óptima producción de espermatozoides, la testosterona invariablemente se encuentra en niveles normales. El número óptimo de espermatozoides en un hombre fértil varía de cuarenta a trescientos millones por cada centímetro cúbico de semen. En contraste, al disminuir los niveles de la hormona, baja el número de espermatozoides. Al respecto conviene aclarar que la reducción debe ser muy drástica ya que hay sujetos de 70 años con bajos niveles que todavía son fértiles.

- El papel de la testosterona en la sexualidad está extensamente documentado. Muchos estudios comprueban la existencia de una relación directa entre libido, función eréctil y niveles de la hormona en la sangre como el divulgado en la prestigiosa publicación *The Journal of Clinical Endocrinology and Metabolism* (Revista de Endocrinología Clínica y Metabolismo) sobre la relación antes mencionada y la frecuencia de las relaciones sexuales. O el estudio publicado en el *British Journal of Psychiatry* (Revista Británica de Psiquiatría) que señala una marcada mejoría de la función eréctil en sujetos a quienes se les corrigió su deficiencia de testosterona.

En el nivel de conocimiento médico actual no están descritos la totalidad de los mecanismos involucrados en la libido y en la función eréctil. Lo que sí sabemos, es que ambas responden a una compleja interacción de factores tanto fisiológicos como emocionales. Lo que sí está más allá de toda duda es que un nivel adecuado de la hormona está íntimamente relacionado con la sexualidad masculina y femenina, manifestándose no solo en el mantenimiento del deseo sexual, sino también en algunas funciones clave como la función eréctil y la frecuencia de las relaciones sexuales.

Cabe mencionar también que, dado que la testosterona produce una mejoría en la vitalidad y estado de ánimo en general, resulta claro que los hombres y mujeres que se sienten mejor, mejoran su sexualidad en forma paralela. Muchos hombres y mujeres disminuyen su sexualidad si están expuestos a factores promotores de ansiedad o depresión.

Algunos receptores de la hormona están ubicados en centros cuya conexión con la sexualidad está comprobada, pero no solo actuaría sobre el sistema nervioso, sino que también existen receptores en el pene, los testículos, la próstata y las vesículas seminales, por lo tanto, sabemos que esta conexión influye de manera decisiva en la esfera sexual. Algunos estudios inclusive se han centrado en el papel de la testosterona y el atrapamiento de sangre en los cuerpos cavernosos del pene, que es la causa directamente responsable de la erección.

- Su efecto sobre la densidad mineral de los huesos ha sido ampliamente documentado en diversos estudios publicados en la literatura médica. Todos coinciden en que la administración adecuada incrementa de manera indudable la cantidad de minerales que se depositan en los huesos. Esta mineralización contribuye al aumento en la dureza y solidez del tejido óseo. La desmineralización ocurre tanto en sujetos jóvenes y viejos que presentan deficiencia de testosterona. De hecho, los sujetos que más minerales depositan en sus huesos, son aquellos cuyo nivel inicial de la hormona era más marcado. Ningún autor señala disminución de masa ósea ante la administración adecuada de la hormona.

- Los efectos que tiene sobre la próstata, tan satanizados muchos años por el ámbito médico, han comprobado que definitivamente no aumenta la incidencia de cáncer prostático. Quizá la confusión se deba a que un cáncer ya existente, puede ser agravado por la administración de testosterona por lo cual, antes de usarla, el médico debe cerciorarse minuciosamente de que no exista ninguna anomalía en la próstata. Y en aquellos sujetos en donde haya la menor duda, el médico debe abstenerse de suplementarla, incluso ante la existencia de niveles bajos.

  En la relación cáncer prostático-testosterona, si se ha visto que un paciente curado de cáncer de próstata y sin evidencia de residuos de éste cinco años después, puede ser un candidato viable a recibir terapia de reemplazo de testosterona.

- Resulta dramático ver el cambio que presentan los pacientes en el estado de ánimo, la vitalidad y el entusiasmo, como resultado de andropausia.

  Con la suplementación adecuada, hemos visto marcadas mejoras en actitud para enfrentarse a los problemas y mayor aguante ante las presiones de la vida; hombres más decididos, sociables y mucho menos intimidados ante los temores de envejecer, volverse frágiles y dependientes.

También hemos visto que pacientes andropáusicos, quejumbrosos, susceptibles, frágiles emocionalmente, con tendencia a sentirse víctimas, dejan atrás estas actitudes y tienen notables cambios en la relación con pareja, familiares y amigos. Las esposas de estos hombres mejorados, comentan amplia y favorablemente los cambios.

Dihidrotestosterona

Es la hormona con efectos androgénicos más potentes, de hecho, se calcula que estos son veinte veces más poderosos que los de la testosterona; sin embargo, la dihidrotestosterona sí tiene efectos adversos importantes. Quizá los dos más dañinos son la hipertrofia prostática y la caída del cabello, por esta razón es importante saber que este derivado se produce por efecto de una enzima llamada 5-alfa-reductasa misma que se puede bloquear con algunos medicamentos.

Contamos en la actualidad con diversos medicamentos que permiten tener altos niveles de testosterona sin que eso resulte necesariamente en elevación de dihidrotestosterona. Con ello se evita tanto la calvicie como el crecimiento de la próstata, cuya extrema expresión es la obstrucción urinaria.

Una vez que el crecimiento de la próstata estrangula la uretra es necesario recurrir a un procedimiento quirúrgico llamado resección transuretral de próstata. Esto consiste en la introducción de un instrumento por la uretra, que llegando a la próstata la rebaja desde adentro. Hasta hace poco tiempo se trataba de un procedimiento bastante molesto, que afortunadamente se ha hecho más cómodo con la introducción del rayo láser como método de ampliar la uretra.

Estradiol

Tiene efectos indeseables sobre el sujeto andropáusico. Como representante de la hormona femenina por excelencia, cuando sus niveles alcanzan números por arriba de lo óptimo, hacen que el hombre se vuelva débil, carente de empuje, falto de entusiasmo y muy bajo de energía. Por otro lado, un pequeño nivel de estrógeno en el hombre es importante tanto para la conservación de sus huesos como para cierto efecto de control de impulsos.

El estradiol en el hombre, viene también de la testosterona, por efecto de unas enzimas llamadas aromatasas, que se producen fundamentalmente en la grasa abdominal. Esto habla por sí mismo de que entre más «panzón» esté un hombre, habrá una mayor producción de ellas, cuya actuación producirá no solo altas cifras de estradiol, sino que también contribuirá a bajar los mermados niveles de testosterona. Las cantidades altas de estradiol, también causan crecimiento de la próstata, con las consecuencias que mencionamos anteriormente.

Por lo tanto, también resulta importante monitorear las cantidades de esta hormona en la sangre de los varones, cosa que hasta hace poco parecía una determinación ociosa. Ahora sabemos que a mayor edad, mayor cantidad de aromatasas y por lo tanto alta cantidad de estrógenos y estragos en el organismo masculino.

Por último, las aromatasas son muy fáciles de controlar mediante una sustancia llamada anastrozol, que es ampliamente usada para controlar los niveles de estrógenos en las mujeres que padecen cáncer de mama. Lo anterior viene al caso porque ya nos ha ocurrido que, al prescribirla en dosis muy pequeñas para controlar el exceso de estrógenos, algunos médicos mal informados, asustan al paciente y también los boticarios en un exceso de entusiasmo e intromisión, le aclaran al paciente que éste es un medicamento de uso oncológico específicamente para controlar el cáncer mamario. Varios de nuestros pacientes han sido alarmados por estos comentarios, como uno de los efectos ante la falta de información general acerca del tema.

Dehidroepiandrosterona

Veíamos en la sección de la menopausia que el DHEA es una de las hormonas intermedias ubicadas en el trayecto de la conversión de colesterol en testosterona o estradiol. También mencionamos que ocupa un papel importante en el mantenimiento de la energía vital, razón por la cual se le conoce en algunos círculos como la hormona de la energía. Y tal como mencionamos en los efectos de la

DHEA en la mujer, al hombre le ayuda sobre todo durante la andropausia a bajar de peso, a aumentar su energía y vitalidad, a estimular su sistema inmunológico, a mejorar su resistencia al estrés, a hidratar su piel y a incrementar la masa mineral en los huesos. Por último, al hacer sinergia con la testosterona, ayuda a incrementar el deseo y el desempeño sexual.

Neurotransmisores

Como en la menopausia, claramente existen alteraciones en el sistema nervioso que actúan probablemente como efecto de las bajas hormonales. Dichas alteraciones ocurren fundamentalmente como efecto de cambios en las cantidades y en las proporciones de los neurotransmisores.

Insistimos en que el entendimiento y manejo de los neurotransmisores es una pieza clave en lograr un tratamiento efectivo, tanto de la menopausia como en la andropausia. Afortunadamente cada día sabemos más acerca de este importante campo y en nuestro caso resulta motivo de especial atención y actualización.

Todas las generalidades acerca de neurotransmisores, ya fueron cubiertas en el capítulo de menopausia, lo que sí podemos mencionar aquí son algunos efectos específicos en los varones como producto directo de alteraciones en dichos neurotransmisores.

- Estado de ánimo y sensación de bienestar
- Sexualidad

- Sueño
- Energía y vitalidad

Estado de ánimo y sensación de bienestar

El neurotransmisor del estado de ánimo y de la sensación de bienestar es la dopamina y otras aminas existentes en menor cantidad en el sistema nervioso. Tomaremos a la dopamina como la representante de todas las catecolaminas y las indolaminas.

Su efecto vigorizante e impacto directo sobre la sensación de bienestar, mantiene al mismo tiempo un estado de ánimo de buena calidad, optimismo, empuje y determinación de enfrentarse a los problemas con confianza y fuerza. Un ejemplo de una amina es la anfetamina, tan popular en el mercado de las drogas ilegales para producir euforia y estados de ánimo exaltados.

Dado que en la andropausia hay una disminución clara de todos estos aspectos del estado de ánimo y bienestar, podemos concluir que la disminución de testosterona altera de manera adversa las cantidades y proporciones de dopamina en el sistema nervioso central y que la regularización de sus niveles causa un impacto directo sobre las concentraciones de dopamina. Sin embargo, cabe advertir que ciertos cambios dietéticos contribuyen a mantener niveles óptimos. Por lo anterior recomendamos consumir:

- Piñas, huevos, algún tipo de queso fresco o cottage, pimienta verde. Yogurt, leche de soya y semillas de linaza.

- Carne dos veces a la semana, pan de trigo entero, camote y soya en todas sus formas.

- Arroz integral, coles de bruselas, ensalada de col, pasta integral, brócoli y quínoa.

Obviamente la recomendación no es comer diariamente todos los productos, sino variarlos a modo de mantener la cadena de producción de dopamina funcionando.

Sexualidad

Sentir vigor y optimismo hace que se busque una mayor frecuencia de interacción sexual. Pero aquí tenemos que mencionar que el neurotransmisor conocido como GABA puede aliviar estados de ansiedad y mejorar la resistencia al estrés. El GABA se puede administrar directamente y también existen maneras de aumentarlo con una dieta adecuada. Los alimentos ricos en GABA son las almendras, los plátanos, el hígado de res, el brócoli, las lentejas, la avena, las naranjas y los cítricos en general, las espinacas y el trigo entero.

También existen medicamentos que mejoran los niveles en el sistema nervioso, pero deben ser prescritos por médicos que conozcan sus dosis e indicaciones.

Sueño

El sueño con frecuencia está alterado en los andropáusicos. Cuando el insomnio es parte del cuadro depresivo de esta etapa, sin duda el neurotransmisor afectado es la serotonina. Y de nuevo la corrección de esta deficiencia mejora mucho la cantidad y calidad de sueño.

Lo mencionado anteriormente debe representar una conexión entre disminución de testosterona y de serotonina, aunque este efecto aún no ha sido debidamente comprobado por suficientes investigaciones.

Energía y vitalidad

La conexión de este importante elemento de calidad de vida con niveles adecuados de dopamina y serotonina es incuestionable; por lo tanto, los hombres de arriba de 55 años deben cuidar con esmero estos dos neurotransmisores.

¿Qué se hace? (El tratamiento)

También la andropausia, como la menopausia, tiene unos años críticos de malestares más marcados y atormentantes, afortunadamente el hombre poco a poco se adapta a estos cambios y el factor de resignación viene a asumir un papel importante en ella. El problema con ello, es que el sujeto resignado atribuye todo su malestar al paso del tiempo, piensa que es inevitable y procura aceptar su condición como parte de lo que la vida le va quitando al envejecer. Pero el serio inconveniente es que los sujetos resignados, o que dejan de sentir tanto malestar, ya no buscan ayuda médica o la piden a su médico general para que le recete algún tónico o multivitamínico en la creencia de que con esto va a mejorar su sintomatología.

Si en la menopausia la ignorancia juega un papel muy importante en la falta de tratamiento adecuado, en el caso de la andropausia, la situación es mil veces peor ya que no solo es el público en general sino un alarmante número de médicos los que ignoran la existencia de ella o, sabiéndolo, no le prestan la debida atención por no conocer su manejo adecuado o por temor a los viejos mitos de asociar el reemplazo hormonal con el cáncer.

El público debe ser alertado en forma eficiente de que existe un remedio efectivo para sus males, de que no tiene que estar permanentemente falto de vitalidad, energía, sexualidad, masa muscular y con deterioros importantes en su salud. También el cuerpo médico tiene la obligación de mantenerse al día en sus conocimientos, de hecho, como ya habíamos mencionado, estar actualizado representa un aspecto importante de la responsabilidad y de la ética médica.

En lo referente a tratamientos para esta etapa de la vida, resulta que muchos de los puntos contenidos en los capítulos anteriores, son idénticos para las mujeres menopáusicas que para los hombres andropáusicos. En donde el tratamiento difiere de manera muy clara, es en el caso de la prescripción de medicamentos.

En todo caso trataremos nuevamente los puntos de manera muy breve, solo para insistir en los aspectos más sobresalientes y nos ocuparemos extensamente en el tratamiento con fármacos.

- Nutrición y suplementos.
- Ejercicio en diversas variedades.
- Medicamentos.
- Control de riesgo de complicaciones.

Nutrición y suplementos

Necesitamos insistir en la importancia de que una buena nutrición con suplementos conduce a una buena composición corporal y que ésta proporciona una sensación de bienestar y evita complicaciones indeseables como la baja calidad de vida y la aparición de enfermedades crónico-degenerativas.

En la andropausia, lo único peor que un hombre andropáusico es un hombre andropáusico con sobrepeso. Las consecuencias sobre su calidad de vida, salud en general y aparición de enfermedades son más frecuentes en el caso de los que tienen sobrepeso que en los que no. Esto no quiere decir que no sufran cambios desagradables solo en su aspecto sino que su calidad de vida y salud general, es mucho mejor sin sobrepeso.

Es importante señalar la existencia de algunos compuestos naturales que con el tiempo han mostrado efectos interesantes como el aumento del deseo sexual, mejoría en el funcionamiento del mismo y un ligero incremento en la sensación de bienestar. Desconocemos los mecanismos mediante los cuales estos compuestos naturales actúan, aunque es posible que su sitio de acción sea liberar más testosterona biodisponible, a partir de la testosterona total que produce el cuerpo. Ya que como señalamos antes, un hombre puede tener disminuidos sus niveles de la primera y altos indicadores de la segunda.

Resulta pues que los posibles efectos sobre sexualidad y sensación de bienestar vengan de que estos compuestos naturales, reduzcan las globulinas fijadoras que transportan y mantienen inactiva la testosterona total producida. Algunos de estos compuestos, aunque ninguno de ellos ha sido objeto de estudios extensos y rigurosos son la **MACA**, una planta peruana parecida a un rábano muy usada para incrementar la energía y la vitalidad que contiene esteroles que podrían ser precursores en la producción de hormonas en el hipotálamo, hipófisis y glándulas suprarrenales cuyo efecto podría aumentar tanto el funcionamiento sexual como la energía. Otro de estos compuestos la **crisina**. Se conoce como un coadyuvante para mantener niveles adecuados de testosterona libre. De menor efecto existen otros compuestos como la **úrtica dioica** y la **muira puama**, ambas parecen tener efectos androgénicos.

Ejercicio

Si el ejercicio en sus tres variedades resultaba importante para las mujeres, en los hombres tiene el doble de importancia, ya que, por el simple hecho de tener más masa muscular, están más propensos a la llamada **sarcopenia**, que es la pérdida progresiva de la masa muscular, conduciendo al clásico cuadro que popularmente se conoce como decrepitud.

Existen jóvenes de 45 años cuya calidad de vida y aspecto los hace parecer de mayor edad, del mismo modo podemos ver hombres de 75 y 80 años cuya calidad de vida, salud y masa muscular es extraordinaria. La diferencia estaría en el cuidado general pero también en el hecho de hacer o no ejercicio.

La decrepitud, producto de la disminución de masa muscular, resulta aparente desde la marcha (modo de caminar), pues se hace titubeante, con pasos más cortos, poco coordinados y la frecuencia de las caídas aumenta considerablemente. Cuando a estas caídas se le aúna la fragilidad de los huesos la consecuencia son dolorosas fracturas en cualquier hueso, pero con mayor frecuencia en los de la cadera y las vértebras, con resultados desastrosos requiriendo cirugías agresivas que con frecuencia solo mejoran el problema sin eliminarlo. La clave o elemento central en el tratamiento de la andropausia es el ejercicio físico. ¿ESTÁS ANDROPÁUSICO? ¡HAZ EJERCICIO!

Medicamentos

El tratamiento médico de la andropausia se centra en el uso correcto de agentes hormonales, cuyo actor principal es, sin duda, la testosterona, pero no lo único. A ésta la tenemos que auxiliar con otras hormonas y algunos otros agentes farmacológicos para combatir ciertos síntomas. También existen algunos agentes naturales que promueven la actividad androgénica, disminuyendo en algún grado el impacto de la andropausia.

Además de los agentes hormonales que son los instrumentos principales en el tratamiento, existen otros fármacos que ayudan en diferentes aspectos, cuyo uso mencionaremos brevemente.

Hormonas

Si bien el noventa por ciento del tratamiento hormonal está centrado en la testosterona, nos encontramos con que existe el uso de otros agentes que actúan como reforzadores o en sinergia con sus efectos.

Hay casos de hombres cuya producción de testosterona es normal, pero la fracción que corresponde a la libre o biodisponible es muy baja. En estos casos, no se suministra la hormona, ya que existen cantidades adecuadas, sino sustancias que promueven la conversión de la testosterona total a la libre o biodisponible.

Con frecuencia utilizamos como complemento hormonal el DHEA y en ocasiones especiales ajustes tiroideos o ajustes en hormona de crecimiento si encontramos déficit en alguna de estas hormonas.

- **Testosterona:** Dado que los síntomas más molestos e incapacitantes de la andropausia resultan de los bajos niveles de la hormona esteroidea en el cuerpo, con impactos en el funcionamiento armónico de éste, ya que actuando como una orquesta la testosterona afecta muchos sitios como neuronas, corazón músculos, huesos, sexualidad y otros, el principal tratamiento es suministrarla.

Existen una variedad de estudios y publicaciones que relacionan de manera clara, cada síntoma de la andropausia con bajos niveles de la testosterona. Y ya hablamos de los cuatro mecanismos por los cuales la testosterona empieza a declinar a partir de los 55 años, con algunas excepciones de fallas prematuras.

Ésta se convierte en el antídoto para cada uno de los síntomas de la andropausia, pero su uso debe ser manejado sobre bases adecuadas y protocolos establecidos. La manera correcta para el tratamiento con ella, debe ser midiendo los niveles preexistentes y posteriormente, revisar los nuevos índices, producto del medicamento prescrito.

Pero veamos qué es lo primero. Si un hombre, arriba de 50 años, tiene dos o más de los síntomas que describimos como andropausia, claramente lo siguiente es acudir con un médico que esté familiarizado con el tema. Esto resulta importante porque no todos los endocrinólogos y urólogos manejan el síndrome de andropausia. Y mucho menos médicos con otras especialidades o los médicos generales.

El médico que está familiarizado con aspectos de andrología, claramente conoce e identifica los síntomas provocados por una baja hormonal y el siguiente paso, es confirmar el diagnóstico con una prueba de laboratorio que mida los niveles en la sangre.

Es muy importante señalar, que la determinación de testosterona total es insuficiente para diseñar un tratamiento adecuado. Si solo tenemos ese dato pensaríamos erróneamente que, con subir el nivel de esa hormona, el paciente se sentiría mejor. Pero también es necesario conocer el nivel de la parte libre, el porcentaje de conversión de la total a libre y los niveles de la testosterona biodisponible y su porcentaje de conversión.

Ignorar lo anterior, es suficiente para tener un diagnóstico erróneo y prescribir medicamentos de forma inadecuada. Ahora bien, el último dato indispensable para un tratamiento óptimo, es la determinación de globulinas fijadoras de las hormonas sexuales (SHBG). Existen varios estudios acerca de estas globulinas que indican claramente que con la andropausia su número aumenta considerablemente. Recordemos la explicación de que actúan como transportadores. Si aumenta la cantidad de testosterona que llevan, se pueden desequilibrar los índices normales de las hormonas del tipo total y libre o biodisponible.

Determinados los valores mencionados, se cuantifica la dosis de testosterona que cada paciente necesita, así como la vía de administración más conveniente para él. Debido a que la forma oral tiene el grave inconveniente de ser absorbida desde el intestino y pasar necesariamente por el hígado, lo que podría generar quistes hepáticos y otro tipo de daños, debemos evitar suministrarla así. Quedan entonces tres rutas para su adecuado uso:

- *Transdérmica.* Hace aproximadamente veinte años, empezaron a aparecer las primeras formas de administración a base de cremas y de geles. Actualmente, los segundos son los que han adquirido más aceptación porque vienen dosificados en sobres individuales, lo que garantiza la aplicación de la dosis exacta.

Se aplican después del baño, sobre la piel seca y libre de grasa, para una mayor capacidad de absorción. Los mejores sitios para aplicarlos son los hombros y brazos, sobre el vientre o los muslos. Es inadecuado aplicarlo en los pectorales y directamente sobre los genitales, como muchos pacientes entusiastas los hacen. A continuación, se muestra un esquema para que quede más claro.

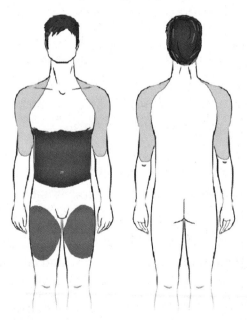

Figura 14. Sitios de aplicación de testosterona tópica

- *Intramuscular.* Esta vía de administración es muy segura, no tiene toxicidad hepática y es de fácil administración ya que vienen en vehículos de largo alcance, lo cual evita la inyección diaria. El inconveniente de esta vía de administración es que pese a tratarse de un piquete prácticamente indoloro, muchos más pacientes de lo que nos imaginamos, detestan las inyecciones.

- *Subcutánea.* Esta forma requiere de un aplicador que introduce un *pellet*, que es como una pequeña píldora, cuya absorción es muy lenta. La ventaja que obtenemos es que el pellet libera la dosis correcta por cuatro o seis meses, dependiendo de la presentación. Así el paciente puede olvidarse del tratamiento; sin embargo, la desventaja es que debe acudir a que le haga la aplicación un médico calificado mediante un procedimiento quirúrgico de consultorio.

- **Gonadotrofina coriónica humana.** En un hombre que presente algunos síntomas antes de los 50 o en los diez años que le siguen, el primer intento de tratamiento no se debe hacer rutinariamente con testosterona. Esto se debe a la posibilidad de que su producción testicular aún pueda ser activada. Para ello se usa la gonadotrofina coriónica humana que imita el efecto estimulante sobre las glándulas que originalmente hacía la hormona luteinizante en la hipófisis.

Normalmente usamos cada semana, dos dosis de gonadotrofina por vía subcutánea, dejamos entre ocho y doce semanas de margen para ver si la producción se reactiva. Cuando no tenemos cambios positivos o la producción es insuficiente, entonces sí recurrimos al uso directo testosterona.

Hemos notado que existe un número de pacientes jóvenes que vienen prematuramente tratados con testosterona, prescrita por instructores de gimnasios que no saben lo que hacen y que encuentran personas ávidas de desarrollar prominentes masas musculares. Quienes la usan solo van camino a producir una atrofia testicular, que en más de la mitad de los casos, no es reversible, sobre todo si se ha suministrado indiscriminadamente por más de un año.

- **DHEA.** Su uso debe ser parte de un tratamiento integral porque ocupa un papel fundamental en la línea de producción que va del colesterol a la testosterona, además de tener características propias como hormona funcional.

  Tiene una indiscutible efectividad sobre la sensación subjetiva de energía, vitalidad y estado de ánimo, lo que la hace uno de los componentes primordiales en el tratamiento adecuado.

- **Hormona de crecimiento.** Es importante para contrarrestar los efectos sobre la composición corporal del varón andropáusico. Colabora eficazmente en la disminución de grasa y el aumento de la masa muscular. Es clara la diferencia de apariencia física entre un hombre que recibe reemplazo hormonal durante la somatopausia (disminución de masa muscular) contra aquellos a los que se les deja que los niveles de hormona de crecimiento sigan el curso normal de disminución.

Existe una cifra clave proveniente de la determinación en sangre de los niveles de esta hormona, abajo de la cual resulta prácticamente obligado su uso, cuyo efecto de mejoría es evidente.

Es importante clarificar un mito sensacionalista sobre el uso de diversas sustancias que actúan como facilitadores de la producción de hormona de crecimiento. A estos facilitadores se les conoce en medicina con el nombre de **secretagogos**. Y está comprobado que son totalmente inefectivos, de acuerdo con estudios de laboratorio.

Las únicas dos maneras de incrementar DE MANERA NATURAL los niveles de esta hormona son: la buena calidad y cantidad de sueño y el ejercicio físico exhaustivo. El ejercicio leve o moderado tampoco incrementa los niveles, éste debe tener el tiempo y la intensidad suficiente para producir sudoración profusa y sensación de cansancio.

Agentes NO hormonales

Existen síntomas añadidos que por su intensidad requieren de tratamiento especial. Tal es el caso del insomnio, de la depresión y la ansiedad. Algunos de los agentes no hormonales que se usan en el tratamiento, tienen por objeto bloquear la producción excesiva de ciertas hormonas.

- **Antidepresivos:** La aparición de síntomas de depresión después de los 55 años y en forma más marcada después de los 60 y 70, tienen una indudable conexión con la andropausia. Sin embargo, no quiere decir que cedan con el reemplazo hormonal para la andropausia. En muchos casos, se requiere el uso de agentes antidepresivos.

  - Conviene señalar que los psiquiatras obtendrían mejores resultados con la depresión de la tercera edad, si complementaran su tratamiento atendiendo el cuadro de andropausia.
  - Algunos medicamentos depresivos atenúan el síntoma de insomnio, sobre todo cuando éste es resultado directo de la depresión.

- **Hipnóticos y sedantes.** Cuando el insomnio no está conectado a depresión, ansiedad o dolor y está ligado a la andropausia, pero no cede con el tratamiento hormonal, es conveniente el uso de melatonina para ayudar al paciente en esos casos, a obtener mejor calidad de sueño.

Es nuestra opinión, el uso de agentes hipnóticos o inductores de sueño, como los diversos diazepoxidos, no es aconsejable por el riesgo de desarrollar dependencia y volver perezoso al centro del sueño. De ser necesario, su uso debe limitarse a tres o cuatro semanas, como máximo. Con una reducción gradual de la dosis para que el paciente mantenga el hábito adquirido y no presente síndrome de abstinencia.

En nuestra experiencia, el estilo de vida de los pacientes es el promotor del insomnio, junto con el sedentarismo. Promover cambios en sus rutinas y la práctica de ejercicio, proporcionará mejorías para conciliar el sueño.

- **Otros medicamentos.** Existen algunas anomalías en la cadena de transformación que va del colesterol a la testosterona y a la dihidrotestosterona. Afortunadamente, las desviaciones son fácilmente detectadas con estudios de laboratorio. Veamos las más comunes:

  - *Exceso de producción de estrógenos.* Desde el inicio de la andropausia hay una tendencia en el organismo masculino a producir mayor cantidad de unas enzimas llamadas aromatasas. El nombre resulta engañoso ya que parecería describir algo relacionado con olores. No es así, es simplemente un proceso químico que transforma la testosterona en estradiol. Los efectos feminizantes que provoca son: debilidad, bajo estado de ánimo, falta de determinación y energía.

Sabemos que a mayor edad, los hombres tienden a producir mayor cantidad de aromatasas, bajo nivel de testosterona y altos índices de estradiol.

La combinación anterior nos recuerda un dicho que reza: *Es tan poco el amor y desperdiciarlo en celos*. Usándolo como analogía, equivaldría a decir: *«Es tan poca la testosterona para desperdiciarla convirtiéndola en estradiol»*. Y es que el exceso de éste también tiene efectos muy nocivos.

Lo conducente es usar medicamentos que interfieran con la producción de aromatasas. Hemos logrado lo anterior con anastrozol, su uso es ampliamente conocido por los oncólogos, que lo utilizan en dosis normales para bloquear la producción de estrógenos en casos de cáncer de mama en las mujeres. Cuando encontramos a un hombre con niveles no óptimos de estradiol en su sangre, usamos una dosis muy pequeña del medicamento, con muy buenos resultados, para devolverle el equilibrio.

- *Exceso de conversión de testosterona a dihidrotestosterona*. Algunos hombres tienden a convertir una buena cantidad de testosterona en dihidrotestosterona, que a pesar de ser un derivado, cuando sus niveles se exceden, causan dos problemas como: caída del cabello y el crecimiento prostático benigno, conocido en medicina como hipertrofia prostática benigna.

Cuando notamos que el nivel empieza a excederse, usamos uno de varios medicamentos que tienen el efecto neto de disminuir la cantidad de 5-alfa reductasa en la sangre, controlar la dihidrotestosterona y neutralizar sus efectos indeseables.

- *Exceso en la producción de globulinas fijadoras de las hormonas sexuales.* Las globulinas son los transportes que llevan a la testosterona a prácticamente todo el cuerpo. Entre más cantidad de hormona se encuentre en transportación menos estará disponible para cubrir sus funciones esenciales.

Lo que sucede es que las globulinas fijadoras, representan los medios de transporte desde los sitios de producción hasta los diversos órganos y tejidos receptores como el corazón, el sistema nervioso central y todos los músculos en general. Al quedar atrapada una gran cantidad de testosterona en los transportes, queda poca en forma libre y disponible biológicamente para producir sus efectos. Con la edad existe igualmente una tendencia a producir mayor cantidad de globulinas fijadoras (transportes).

Dado que la testosterona es inactiva cuando se encuentra adherida a estos transportes, la solución obvia es disminuir las globulinas. Hace poco tiempo que sabemos que el medicamento llamado danazol, utilizado para la endometriosis y la mastopatía fibroquística, tiene un efecto de clara disminución de las globulinas. Cuando es usado en dosis adecuadas, se logra que de cuatro a seis semanas haya un aumento considerable en los niveles de testosterona libre y biodisponible.

- *Citrato de clomifeno*. Es un medicamento que tiene varios años de utilizarse, pero estaba limitado exclusivamente a las mujeres. Se trata de un medicamento indicado para estimular a los ovarios y forzar la ovulación en algunos casos de infertilidad.

Hemos visto que esta misma estimulación resulta efectiva para aumentar la producción testicular de testosterona en algunos pacientes jóvenes; sin embargo, la prescripción se ha limitado desde la aparición de la gonadotrofina, mencionada anteriormente.

Control de riesgo de enfermedades degenerativas

El proceso de envejecimiento en el hombre, lento y gradual, arranca a los 28 años, cuando ha pasado el pico más alto de su capacidad reproductiva. La andropausia, sería pues, el punto que marca el inicio del periodo de envejecimiento acelerado.

Son precisamente sus síntomas y efectos, contundentes y acelerados, las primeras manifestaciones notadas por el individuo y recaen en los marcadores de la calidad de vida como el estado de ánimo, la energía, la vitalidad, la calidad de sueño, la capacidad de hacer ejercicio con eficiencia y la sexualidad (el deseo y funcionamiento). Sin embargo, la andropausia no explica todo el proceso de envejecimiento.

También en esta etapa de la vida aparecen, comúnmente, las diversas enfermedades crónico-degenerativas. De este modo aumentan los pacientes con problemas cardiovasculares, en todas sus manifestaciones; los desórdenes metabólicos de glucosa, la pérdida de minerales en los huesos, las diversas formas de reumatismo y dolor crónico (funciones osteoarticulares), las deficiencias cognitivas (memoria, atención, velocidad de respuesta, procesamiento de datos y capacidad de resolver problemas) y, por último, las mutaciones celulares que desembocan en cáncer.

Todas las enfermedades mencionadas y su sintomatología pueden ser contrarrestadas eficazmente cuando los pacientes llevan un tratamiento adecuado e integral para ellas y la andropausia. Claramente la ganancia en calidad de vida es indiscutible, y se notan diametrales diferencias entre quienes son tratados y aquellos que simplemente dejan que el proceso pase. El equilibrio hormonal puede mantener a los hombres en funcionamiento óptimo.

Caso clínico

Jorge, de 61 años, llegó a consulta aparentemente con buen estado de salud. Era un hombre delgado, hacía ejercicio, aeróbico y de elasticidad, cuatro o cinco veces por semana. Su dieta tampoco era mala, llevaba años manteniendo el peso adecuado y prácticamente nunca se descuidaba. Además, Jorge llevaba años de no ingerir alcohol y nunca fumó. Claramente podíamos concluir que, en cuanto al estilo de vida, Jorge era un paciente modelo.

Sin embargo, en los últimos meses algunos cambios empezaron a aparecer. Primero notó dificultad para conciliar el sueño, que luego se convirtió en sueño superficial y que no era suficiente para alcanzar el descanso que necesitaba.

Jorge culpó al cansancio de su dificultad para dormir. Cada vez le resultaba más difícil despertarse para ir al gimnasio y se estaba volviendo una costumbre que a media tarde lo invadiera un sueño insoportable.

La baja de energía afectó su vida sexual. El deseo de tener relaciones con su esposa disminuyó porque, además, la firmeza de sus erecciones ya no era como antes.

La esposa de Jorge es quince años menor que él, y ella aún no empezaba con los problemas típicos de la menopausia. Se preocupó por la salud de su marido, y lo convenció de que acudiera a consulta con nosotros.

Después de una entrevista y exploración física, le pedimos a Jorge que se realizara los estudios hormonales correspondientes para poder llegar al diagnóstico que sospechábamos: andropausia.

En efecto, su testosterona (medida con anterioridad por su urólogo y que había salido normal), se había desplomado. Las alteraciones también se presentaban en la misma hormona, pero en su fracción LIBRE, la dehidrotestosterona y en el sulfato de dihidroepiandrosterona.

Iniciamos una terapia combinada de inyecciones de testosterona, cada quince días, y medicamentos para equilibrar el resto de sus hormonas, e incluimos melatonina para su problema de sueño.

Seis semanas después, Jorge era otro. Recibimos con gusto una llamada de él y de su esposa, donde fervientemente relataban el cambio presentado. «*Me regresaron a mi Jorge*», fue lo primero que dijo ella. Actualmente él mantiene la terapia con testosterona inyectada (intramuscular) y no ha vuelto a presentar ninguno de los síntomas que lo hicieron venir a consulta.

Comparación entre el conocimiento popular y el conocimiento adecuado sobre la andropausia y sus consecuencias

Al igual que con las mujeres, nos interesaba comparar los conocimientos populares con los conocimientos médicos adecuados.

Convocamos a un grupo de hombres, educados, pero sin conocimientos médicos, a charlar sobre lo que sabían respeto al tema y al final del apartado respondimos las dudas más frecuentes del *focus group* con la información que daríamos a cualquier paciente que acudiera a consulta.

Conversación entre los hombres «Focus Group»

Advertencia:

La conversación que encontrará a continuación fue transcrita en forma literal y textual.

Entendemos que podría haber sido maquillada con las correcciones gramaticales adecuadas, lo que haría más fácil entender el significado de lo que aporta cada participante. Sin embargo, no quisimos alterar las palabras originales para conservar la autenticidad de las expresiones, tal como ocurrieron en la sesión.

Advertimos al lector que puede encontrar palabras, frases y mensajes ofensivos, vulgares o grotescos que decidimos dejar para que usted, de acuerdo con su criterio, tome la opción de atender esta sección o pasar directo a las preguntas que contestan los especialistas.

Integrantes:

- Carlos (32 años), Contador.
- Ignacio (46 años), Administrador de empresas.
- Antonio (62 años), Ingeniero Civil.
- Samuel (70 años), Abogado retirado.
- Manuel (73 años), Empresario.

Samuel: Yo alguna vez oí hablar de la andropausia, pero no sé bien qué pase. Me imagino que es la menopausia en el hombre.

Manuel: A mí ya me debe haber llegado, pero nunca la vi llegar.

Samuel: Yo me di cuenta porque me disminuyó el chorro cada vez que me venía.

Manuel: Pero es que hay de chorros a chorros. ¿Tú cuál dices?

Samuel: Jajaja… ¡el chorro de cuando eyaculaba!

Manuel: Pero ya, hablando en serio. En general ¿los hombres se dan cuenta?

Antonio: ¿Sabrían qué esperar cuando llega? Porque en la mujer, en la menopausia, hasta nosotros sabemos algo de lo que les pasa. Vemos los datos, dejan de menstruar, se ponen como locas, les dan bochornos, etcétera. ¡Y las mujeres saben que les va a pasar! En el hombre no sé si haya características tan claras.

Carlos: ¿Pero en el hombre cada quién lo vive diferente?

Ignacio: ¿En nosotros qué pasa? ¿Se nos deja de levantar?

Samuel: Bueno, en lo personal, si me comparo a cuando tenía 35 o 40 años… pues sí andaba muy activo sexualmente.

Antonio: ¿Y si lo comparas con ahorita? Del uno al diez…

Samuel: Pues andaba yo en el diez ¡y ahorita ando en el cuatro o tres!

Carlos: Pero lo que ha bajado ¿son las puras ganas o el número de contactos?

Samuel: No, pues las dos. Ahorita si veo a una muchacha puedo decir: «*¡Mmmta está buenísima!*». Pero nada más. Antes, sí me entraba una calentura y llegaba a mi casa ¡directo al palo! Y cuando no había en la casa, pues se buscaba por fuera…

Antonio: Entonces del uno al diez ¿estarías en un cuatro?

Samuel: Pues sí.

Antonio: ¿Y tú, Manuel?

Manuel: ¿Comparándome con cuando tenía 40? ¡No, pues ni me puedo comparar!… No sé. ¡Cero! Yo antes era un desmadre y ahorita solo cojo en casa. ¡Eso ya ni es vida! Yo me cogía hasta a *Juan de la* *chingada* y ahora nada más cojo en casa, una vez a la semana, pero no uso ninguna pastilla. Pero antes no podía coger con mi vieja porque se la vivía tomando pastillas para la depresión…. y pues yo no cogía con ella… Hasta que le quitaron esas pastillas para la depresión… y por lo menos ya tenemos sexo.

Samuel: ¿Pero lo disfrutas?

Manuel: Sí. Yo me echo un palo, pero digo «*no repito ni con Alka Seltzer*». Y me digo: «*El próximo se lo tiras a tu mamá o no sé a quién*». ¡Porque ya no puedo cabrón! ¡A la chingada! Jajaja. Pero el uno que me echo, no es por nada, pero está bien hecho.

Carlos: ¿Y a los 40, ¿cómo eras?

Manuel: ¡Ahhh, a los 40!… Era yo muy cogelón. No chingues, me iba y venía por todos lados. Tenía con mi pareja del momento y con otras. Yo tuve una vida sexual demasiado acelerada en comparación con la que tengo ahora.

Antonio: Entonces, si ese era el diez ¿ahorita cómo es?

Manuel: No pues… mmm… ¡uno! Y además tengo programado mi palo, porque toda mi familia come en la casa, entonces ya tengo los sabaditos en la tarde programados. Antes me echaba un palo en la calle y luego llegaba a mi casa y también cogía. Anduve muy acelerado en el palo, por esos tiempos.

Samuel: Yo creo que eso es muy normal, a mí me pasaba que andaba por ahí de *pitos largos* y llegaba a mi casa «*¡Ahh chingá!, … ¿a ver a qué me sabe esto?*».

Manuel: Y a coger, claro… sobre todo, para que no te estén chingando.

Antonio: Pero entonces Samuel ¿ahora te sientes como a un cuarenta por ciento de lo que estabas?

Samuel: Sí… por ahí… y yo sí necesito la pastillita azul porque la verdad es que sin ella se te para a medias. Pero me tomo la pastilla

¡y se me pone! Y soy como Manuel, cada ocho días y ya sabe mi vieja.

Antonio: Eso es muy interesante.

Carlos: ¿Y tú, Manuel? ¿Tu firmeza sigue siendo como cuando tenías 40 años?

Manuel: En el primer palo respondo suficiente pero ya para el segundo… ¡su chingada madre, porque ya se me dobla! Pero a los 40 era cogelonsísimo, bendito sea Dios me salió muy bueno el instrumento. La chava con la que yo andaba, a pesar de que le llevaba 25 años, me enseñó muchísimo. Un día me dijo: «*Tú de mamadas no sabes ni madres, ahorita vas a ver lo que es eso*».

Carlos: Bueno, pero eso era en esa época ¿y ahora?

Manuel: Bueno… es que con las pinches comparaciones… sí era mucho más potente. O sea, coger mucho más seguido y con más gusto y más ánimo.

Antonio: Pero ahorita ¿ya tampoco tienes *affairs* fuera de tu casa? [sic]

Manuel: No, ahorita no tengo nada.

Antonio: ¿Y tampoco lo necesitas?

Manuel: Pues no sé si ya no lo necesito… pero yo creo que es más mental.

Antonio: Entonces tienes una relación a la semana y sin pastilla.

Manuel: No uso… y yo creo que eso es bueno, pero en cuanto me vengo ¡se me cae el hijo de la chingada! Y ya no se para el cabrón, a lo mejor es porque no he querido tomarme la pastilla.

Samuel: Yo quiero comentar algo. Yo tengo una… ¿cómo se llama la operación de la próstata?… ¡Una resección! Y, por ejemplo, no eyaculo, pero siento igualito. Ahora también me pasa que algunas veces quiero tener un poco más de actividad sexual y mi vieja ya no quiere.

Antonio: Yo también creo que para nosotros los hombres, en general tiene que ver que ya llevan muchos años con la misma pareja. Pero yo tengo una pareja de reciente adquisición y eso ayuda mucho, porque me gusta mucho. Entonces sí puedo tener una relación sexual casi todos los días, pero sí me tengo que tomar una pastilla…. ¡y a huevo que lo hago!

Ahora sí, me llama la atención que… aun cuando se presenta la oportunidad, yo ya no estoy para llevar mujeres a comer e invertirles tiempo y dinero… ¡ni nada! O sea, ya no quiero hacerlo.

Manuel: Yo creo que a mí, sí se me antoja solo que moralmente quiero cuidar a mi mujer que ya me aguantó treinta y tantos años mis desmadres.

Carlos: Pero entonces ¿todavía se te antoja todo el desmadre de llevar a la vieja a comer y enamorarla y convencerla?

Manuel: Pues no sé…

Carlos: O sea… ¿si te lleno aquí ahorita de viejas buenas?…

Manuel: Ahhh, no… ¡me sigo!

Carlos: Pero ¿cuántos palos te echarías?

Manuel: Ahhh, no… Pues uno cabrón ¡¿no te estoy diciendo?!

Antonio: Yo nada más puedo uno…

Carlos: ¿Con todo y la pastilla?

Antonio: Sí, con todo y la pastilla.

Samuel: A mí ya me pasó dos o tres veces que, sin pastilla, de vez en cuando, estoy como fiera pero ya que estoy trepado digo «*Ahhh chingado, se me olvidó la pastilla*» y… ¡se me baja!!!

Antonio: Jajaja

Manuel: A mí se me hace que se te cae muy seguido. Jajaja.

Samuel: Pues ya mejor para que no me pase, me la tomo antes…

Antonio: Y ya te sientes tranquilo.

Manuel: O sea, la pastilla da seguridad de que te dure por lo menos parado el tiempo suficiente para completar la maniobra.

Antonio: Y ya sabes que, aunque ocurra el cambio de posición ¡no se te va bajar!

Samuel: Ahora otra cosa, que igual y es importante. Me tomé una vez la pastilla de larga duración que me dijeron que duraba tres días. Estaba de viaje, me eché un palo en la noche y luego otro como a media mañana, pero después ¡ya no se me antojaba! Aunque la tuviera yo parada y lista, pero ya no se me antojaba.

Ignacio: Es diferente tener ganas a tenerla parada.

Samuel: Exactamente, por eso me dicen, toma la pastilla de larga duración, pero ¿para qué? Si ya no se me antoja.

Manuel: Fíjate que lo mío puede ser ya mucha costumbre. Ya es casi programado.

Samuel: Me pasó hace algunos años que tuve una depresión de la chingada y durante un año entero no cogí.

Manuel: Ahhh… ¿La depresión la tuviste tú?

Samuel: Sí… y cuando llegué a hacer el intento de coger, le daba y le daba y no me venía. Y en ese año más o menos tres o cuatro veces hice el intento porque ni me importaba, si se me paraba, pero no venía ni a madres.

Carlos: ¿Y de otras cosas, además de lo sexual?

Samuel: Sabes me pasa mucho que me quedo dormido a la mitad de la tarde… Despierto además agotado… Mis hijas me chingaban mucho de que fuera a ver a un doctor del sueño y fui. Y me diagnosticaron apnea. Ahora duermo más o menos, pero durante el día sigo cansado. Duermo tres a cuatro horas seguidas y luego despierto. Voy al baño y regreso a dormir, me dijo el que me operó la próstata que era normal.

Manuel: Yo antes no me paraba al baño en la noche, pero ahora sí… mínimo una.

Carlos: Y tú… ¿cómo estás de energía?

Manuel: Pues yo sigo siendo muy activo, pero claro que no me siento para nada con la misma energía que antes… en todo.

Samuel: Pero una pregunta básica… ¿tiene qué ver lo hormonal con lo mental? Porque en mi caso yo era muy activo en muchas cosas, pero ahora ya no es lo mismo… muchas cosas me dan flojera.

Manuel: Yo antes era una chinampina… ahora ¡ya ni madres!

Samuel: Yo en la tarde, si me pongo a ver un rato la tele, me quedo dormido.

Manuel: Yo el cambio que noto en mi vida es que me encantaba irme de desmadre todo el tiempo, todos los días, ahora ya no. Ya no puedo vivir lo que viví…

Samuel: Yo admiro la energía de algunos de mis amigos. Yo sí noté un bajón.

Antonio: Pero de los 40 a esta época… hay una diferencia grande… ¿no?…

Manuel: Un abismo de diferencia.

Samuel: La mía también pero no lo he notado tanto.

Manuel: Pero siempre andamos buscando justificaciones, que si ya no puedo porque tengo que cuidar a mi señora o a los nietos o etcétera.

Carlos: Porque si hubiera un elixir mágico que le regresara la energía de cuando tenía 40 años, yo quisiera saber ¿si también se hubiera quedado cuidando a su mujer?

Manuel: No, no la cuidaba. Es más ¡ni la pelaba!

Samuel: A mí se me acabó la energía, la pila…

Manuel: Lo que pasa es que ya no traigo el aire de antes… ¡no puedo ser lo mismo que fui!

Antonio: Yo digo que ahora, soy de un solo turno.

Carlos: ¿O matutino o vespertino?

Antonio: O sea… no puedo empatar la mañana, como antes hacía yo, empezaba en la mañana con otra actividad que tenía después y por ahí me seguía… [sic]

Manuel: Yo a los 40 años, no tenía ni mañana ni tarde… ¡era igual!

Antonio: Sí, pero ahora yo no puedo… O voy a la de la mañana o a la de la tarde.

Manuel: Ahora ¿tú crees que a ti ya te llevó la chingada? o ¿estás aprendiendo algo de esto? (dirigiéndose a Ignacio)

Ignacio: ¡Jajajaja!

Samuel: Yo creo que sí está aprendiendo…

Ignacio: Yo mi desmadre lo agarré a los 15 años, pero luego te calmas… Familia, chamba, ritmo de vida, te vas calmando…

Manuel: Fíjate qué interesante, agarraste el desmadre mucho antes.

Ignacio: Y, además, estoy muy a gusto con mi pareja.

Carlos: ¿Y no se te antoja cogerte a alguien más?

Ignacio: Sí claro.

Carlos: Y qué ¿te aguantas?

Ignacio: Sí, claro… Me aguanto porque estoy muy bien con mi esposa.

Carlos: Pero entonces tú todavía no has notado un cambio drástico. Más bien, ¿le paraste por la cuestión familiar?

Ignacio: Sí, exacto…

Samuel: Si yo te planteo un escenario dentro de veinte años, que le digas a tu mujer: «*Yo te sigo amando como siempre. Y lo que tú quieras, yo estoy dispuesto a dártelo, pero lo único que no se me antoja es coger*».

Ignacio: La verdad no lo veo en mi futuro. Supongo que todo es posible pero la verdad no lo veo… O sea, puede pasar que un día digas *«Hoy no quiero, tengo hueva de echarme el palo».*

Samuel: Lo que pasa es que yo tengo conocidos que ese *«hoy»* ya es año y medio.

Ignacio: Ah ok… bueno la verdad no lo veo. No creo que llegue.

Antonio: Y en los casos de que ya no se te antoja y ya no funciones, ¿qué hay que hacer?

Samuel: No sé pues… nadie sabe… Ahí andas como animalito buscando…

De este diálogo, en el que a los participantes solo les dimos una idea muy general, sin precisar ni poner énfasis en algún aspecto de la andropausia, desprendemos:

Que, pese a que todos ellos son profesionistas, con experiencia en la vida y con un grado aceptable de cultura, sus conocimientos acerca de la andropausia son fragmentarios, imprecisos y muy limitados.

Los hombres parecen centrar su mayor atención en el área sexual, cosa que no es de extrañarse dado que el sexo masculino, en general, se fija mucho más en esta área. Así, notamos que los hombres hablan abiertamente de con cuántas mujeres se han acostado, mientras que es más extraño encontrar a mujeres que presuman de lo mismo.

También está el hecho de que, a pesar de la conseja popular de que *«los caballeros no tienen memoria»*, nos encontramos con que la mayor parte de los hombres no son caballeros o bien, sí lo son en otras áreas de la vida, dejando que sus egos se sientan más aptos y distinguidos si presumen de que «*se tiraron*» sobre todo a alguna celebridad.

Hace unos años, un paciente en terapia me dijo «*Ahhh, el viernes voy a desayunar con [una celebridad algo entrada en años] y voy a procurar llevármela a la cama*. A lo cual yo le dije: «*Oye, pero es mucho más grande que tú y está bastante fea*». Él me respondió: «*No… ¡sí yo solo lo haría por currículum!*». Está de más comentar algo acerca de la motivación de dicha persona.

Por lo regular, en lo que se refiere a vida en general y a sexo en particular, en las conversaciones de los hombres hay una preferencia por resaltar las cualidades y disminuir las fallas. Esto no quiere decir que las mujeres no lo hagan, solo no lo hacen en forma tan abierta y explícita.

Lo que acabamos de describir se nota claramente en el diálogo que los hombres sostuvieron acerca de la andropausia. Además de lo mencionado, notamos que sus conocimientos son muy escasos y vagos cuando los comparamos con la información más precisa de la medicina actual.

Otro punto importante es que parece haber, en general, mucha más información acerca de la menopausia que de la andropausia. Probablemente debido a que las descripciones de esta última son mucho más recientes que las de la menopausia. Un ejemplo de ello es el uso peyorativo o insultante con el que se usa el término «*¡vieja menopáusica!*» y hasta ahora yo nunca he oído que para insultar a un hombre le digan «*¡viejo andropáusico!*».

Nos llamó mucho la atención que el más joven de los integrantes del grupo concluye: «*No creo que eso me vaya a pasar a mí*». Éste no es un ejemplo aislado, deducimos que este factor de incredulidad hace aún más inesperado e inexplicable el fenómeno para el hombre que lo está sufriendo y más aún para las personas en su entorno cercano.

El diálogo también muestra que detrás de las bromas hay sentimientos de vergüenza, pesar y malestar que se intentan enmascarar con risa y sentido del humor. De no ser así, el diálogo habría tenido un tono lúgubre y depresivo, con elementos de resignación, como si no pudiera evitarse. Claramente existe un gran desconocimiento de que el problema no solo tiene remedio, sino que está al alcance de todos y es total y ausente de riesgo.

El contraste entre los conocimientos del público en general y los de la medicina actual, es aún mucho más marcado y notorio que el que había en el caso de la menopausia. El alarmante corolario de toda esta situación es que el factor IGNORANCIA multiplica muchas veces el malestar, ya que no solo no se conoce que existe un remedio, sino que esto mismo lleva a la mayor parte de los hombres que lo sufren a una resignación absurdamente innecesaria.

La ayuda médica está a la mano, siempre y cuando se busque al especialista adecuado.

Preguntas Frecuentes

► *Tengo 60 años. Me siento más débil, con menos entusiasmo y sin tantas ganas de vivir. ¿Qué me pasa?*

Llevas algunos años de que se inició un lento proceso de declinación hormonal conocido como andropausia. Esto se puede ir acentuando con los años, pero se puede remediar con tratamiento médico adecuado.

► *¿Es normal que ya no me den ganas de hacer muchas de las cosas que antes me entusiasmaban?*

En efecto, uno de los cambios más sutiles y lentos en la andropausia es una falta de gozo en actividades que antes solían producir satisfacción. Muchos hombres experimentan aislamiento y se quejan de no tener deseo de hacer muchas cosas.

► *¿A qué edad empiezo a percibir una declinación?*

El inicio de la andropausia es muy variable, hay quienes temprano, después de los 45, o tarde, de los 60 en adelante, pueden experimentar los cambios. Estadísticamente, la mayoría de los hombres sienten los primeros síntomas entre los 55 y 60 años.

► *Desde hace cuatro o cinco años todo me enoja. ¿Por qué me he vuelto tan irritable e impaciente?*

La irritabilidad e impaciencia es un acontecer frecuente durante la andropausia. La pérdida de la tolerancia y la necesidad de autoafirmación son síntomas que empeoran con el tiempo, sobre todo si el individuo tiene una vida sedentaria y poco que hacer, como los jubilados.

▶ *¿Mi disfunción eréctil se debe a un problema hormonal?*

Médicamente ocurre que hay una disminución importante de testosterona, DHEA y hormona de crecimiento y ello se complica con los impactos que estas disminuciones tienen sobre la personalidad, el estado de ánimo y la actitud. Por ejemplo, ocurre con muchos individuos que una vez que no tienen erección o la pierden una o dos veces, el miedo a que esto se repita agrava la situación. Ello es un síntoma frecuente conocido por la psicología como *«bloqueo por deseo»*.

▶ *¿Por qué aun cuando un medicamento facilita mi erección, no tengo deseo sexual?*

La razón es simple y concreta, las pastillas que facilitan la erección no son afrodisíacas. Por lo tanto, se puede tener una erección como efecto del medicamento y no tener ganas. Lo segundo, nunca será modificado por un fármaco que solo sirve para atender el problema funcional.

▶ *¿Existe algo que me ayude a mejorar mi deseo sexual?*

Desde tiempo inmemorial el hombre ha buscado afrodisiacos. La creencia de que el polvo de cuerno de rinoceronte es afrodisiaco, nos ha llevado casi a la extinción de esta especie. Obviamente, el cuerno del rinoceronte no es un afrodisiaco y resulta claro que su forma dura y erecta fue la causa que promovió dicha creencia.

Pero la respuesta a la pregunta es que no hay afrodisiacos comprobados por estudios médicos serios. Sí existen muchas sustancias a las que se les atribuye algún efecto, pero en el estado actual del conocimiento médico es muy probable que el efecto afrodisiaco de estas sustancias se deba a la mera sugestión.

▶ *¿Por qué mi estado de ánimo es más y más pesimista, si no está pasando nada en mi vida que lo explique?*

El decaimiento del estado de ánimo es uno de los síntomas más frecuentes de andropausia. De hecho, en un buen número de casos llega a convertirse en depresión, desde leve o moderada a excepcionales casos de depresión severa. Cuando esta declinación en el ánimo coincide con las frecuentes pérdidas que se experimentan a esta edad (partida de los hijos, divorcios, pérdida de familiares cercanos, enfermedades concomitantes, etc.), la depresión es casi inevitable.

▶ *¿Por qué me estoy poniendo panzón a pesar de que siempre como lo mismo y sigo haciendo ejercicio?*

El vientre prominente, clásico en los hombres mayores de 60 años, es casi sinónimo con baja testosterona. Se trata de un vientre abultado hacia el frente, de hecho, no se nota cuando se observa al paciente por detrás y es diferente al de la obesidad (aumento de volumen en toda la circunferencia de la cintura).

► *¿Mi cirugía de próstata tiene algo que ver con la andropausia?*

Absolutamente NO. Se trata de dos entidades que, si bien pueden coincidir en la época de la vida en la que ocurren, de ahí en fuera no tienen nada más en común. No existe ninguna conexión entre ellas. La mayor parte de los hombres operados de la próstata siguen teniendo erección. La rara excepción se presenta en los pacientes a quienes accidentalmente, durante la cirugía, les hayan seccionado los nervios que la producen.

► *¿Por qué no me puedo concentrar tan fácilmente en lo que estoy haciendo, como antes ocurría?*

Buena parte de la andropausia se manifiesta con un cierto grado de lento deterioro de nuestras funciones cognoscitivas (memoria, capacidad de concentración, atención, velocidad de procesamiento, velocidad de respuesta). Este hecho resulta alarmante para algunas personas que han visto o tenido de cerca a algún paciente con demencia senil o enfermedad de Alzheimer. No se deben confundir las dos cosas. Todos los hombres andropáusicos presentan de alguna manera cierto déficit en estas funciones y en la mayor parte de los casos se estabiliza con el tiempo y no progresa más.

> ► *¿Hay algo que explique por qué siento que se me olvidan más y más cosas, y a veces hasta nombres de las personas que conozco?*

La respuesta a esta pregunta es muy similar a la de la pregunta anterior. Los hombres andropáusicos tienen en cierto periodo, sobre todo al inicio, algún grado de olvido de cosas hasta elementales. Pero es cierto que este síntoma alarma más de la cuenta, tanto a los pacientes como a los familiares, que lo pueden interpretar como un dato temprano de deterioro senil. Afortunadamente, dicha condición ocurre en un mínimo de casos.

> ► *¿Si me hago la vasectomía, pierdo deseo sexual o función eréctil?*

La vasectomía, como la operación de la próstata, no guarda relación alguna con la andropausia y para ir al punto de la pregunta: no existe ninguna causa para perder deseo sexual o función eréctil, con excepción de los pacientes que tengan un fuerte apego a esta creencia falsa. En dichos casos sí podría haber, por excepción, cualquiera de estos dos síntomas.

▶ *¿Por qué siento que duermo menos y amanezco cansado?*

Las conexiones entre los niveles hormonales y los cambios en los neurotransmisores son bien conocidas. Una baja de serotonina puede causar el insomnio o la mala calidad de sueño en las personas de la tercera edad. Cabe aclarar que por cada década arriba de 50 años, se requeriría una hora menos de sueño para una completa recuperación. Para ser más gráfico, arriba de 60 se requerirían siete horas; arriba de 70, seis horas y así sucesivamente sin llegar a menos de cuatro, que sería el mínimo indispensable para una completa recuperación. El cansancio subjetivo que la persona siente es casi siempre causado por la sugestión de que, si no duerme ocho horas, se siente mal al día siguiente.

▶ *¿Existe alguna explicación física para el cansancio o baja de rendimiento?*

Sí, el hecho se puede explicar parcialmente por la baja hormonal pero también se debe tomar en cuenta que muchas personas se sienten cansadas y viejas, mucho antes de estarlo. De aquí el dicho de que «*la edad es mental*».

▶ *¿Todos los hombres sufrirán de andropausia eventualmente?*

La mayoría sí. Aunque hay que aclarar que existe un buen número de hombres que experimentan pocos o muy leves síntomas. Por lo general, se trata de personas con relaciones interpersonales saludables, abundantes y con una variedad de intereses. La actividad física, ciertamente es uno de los elementos que más ayuda a atenuar los malestares.

▶ *¿Todos experimentamos la andropausia de la misma manera?*

Absolutamente NO. El cuadro varía desde una sintomatología cambiante y severa hasta algo muy leve y llevadero. Naturalmente, cualquiera de las llamadas enfermedades degenerativas de la tercera edad están conectadas a ella y son una fuente de agravamiento.

Por otro lado, no solo hay algo que se puede hacer, médicamente estamos, con los recursos actuales, total y completamente equipados para quitar en forma radical y definitiva cualquier vestigio de andropausia, casi sin importar la edad del paciente. En la clínica hemos visto individuos con edades arriba de 80 años que renacen, inclusive uno de ellos nos dijo textualmente: *«Gracias por este gran regalo de vida»*.

▶ *¿Qué tan segura es la terapia con testosterona?*

Contrario a las creencias que prevalecieron en la medicina, y en particular en la Urología, la testosterona es prácticamente inofensiva y simultáneamente ofrece enormes ventajas. Sí hay que tener cuidado de vigilar dos de sus derivados: la dihidrotestosterona y el estradiol, que en exceso son factores de peligro para el crecimiento prostático.

► *¿Cómo se usa la testosterona?*

La testosterona no debe ingerirse por vía oral. El uso trans-dérmico (geles, cremas y parches), intramuscular o subcu-táneo (mediante la inserción de *un pellet*) son las formas recomendables.

► *¿Me regresa la libido si uso testosterona?*

En la mayor parte de los casos sí. Existen raras excepciones en las cuales el bloqueo de deseo es explicable por razones emocionales.

► *¿Si uso testosterona ya no sería necesaria la pastilla para tener erecciones?*

Aproximadamente, siete de cada diez pacientes pueden de-jar de tomar la pastilla, pero hay disfunciones eréctiles que persisten aun usando testosterona. Es importante aclarar que la dosis requerida por los pacientes que no recupera-ron su erección es mucho menor.

► *¿Es cierto que la testosterona me pone de mal humor o agresivo?*

Sí, es una reacción frecuente cuando se lleva la testosterona más allá de los límites normales. Pero hay que decir que a algunos les pasa aun con niveles normales, pero eso es cuestión de personalidad.

▶ *¿Qué tan seguido debe ser el control médico cuando estoy recibiendo tratamiento con testosterona?*

Inicialmente, para cerciorarse de que los medicamentos prescritos están actuando correctamente sobre los niveles hormonales y que la dosis usada es suficiente, se deben hacer determinaciones cada tres meses durante el primer año. Posteriormente, se ajustan las determinaciones siempre y cuando el paciente esté dentro de límites normales.

▶ *¿El tratamiento de la andropausia es costoso?*

No, desde el punto de vista preventivo. Resultan mucho más costosas las complicaciones de no hacerlo.

5
IDEAS FINALES

Deseamos haber logrado el objetivo que nos propusimos en la introducción al libro. Firmemente sostenemos la idea central de que la ignorancia puede ser peor que la situación misma por la que se atraviesa. En contraste, el conocimiento de lo que nos ocurre aminora considerablemente la sensación de angustia y desconcierto. Más aún, con la información adecuada, obtenemos además el beneficio de saber que la situación incómoda por la que atravesamos tiene remedio y que éste no es difícil de obtener.

Una persona que se anticipa a lo que está por experimentar, vive sin temor a los cambios, sabe que no están enfermos, conocen que lo que viven es resultado de variaciones hormonales y están al tanto de que estos síntomas los llevarán, con el tiempo, a vivir el cuadro completo de menopausia, para las mujeres, y andropausia, en los hombres. También estarán conscientes de que se le puede poner remedio a la situación, si los malestares rebasan su capacidad de tolerancia o afectan las relaciones de su entorno.

Un esposo o esposa informados sobre la situación que enfrenta su pareja podrá responder de manera adecuada, asumirá la condición como transitoria, vivirá con empatía los súbitos cambios de humor y serán compresivos ante los cambios ligados a las dinámicas sexuales. Ambos sabrán que se pueden y se están tomando las medidas adecuadas. Por otra parte, comunicar a los hijos el estado de salud de los padres, permitirá incorporarlos a las soluciones. De este modo se podrían atenuar o desaparecer los problemas con ellos y trabajar en equipo, en familia.

Los hombres y mujeres que transitan por estas etapas de la vida (menopausia y andropausia) tienen siempre la opción de vivirla en solitario, con pesadumbre y agravando los problemas de convivencia ya existentes en su entorno familiar; o bien, asumir el periodo como una oportunidad para estrechar los lazos familiares mediante la comunicación y el pleno control de los cambios físicos y emocionales que experimentan. Aseguramos a los lectores, apoyados en los numerosos casos que hemos tratado, que quienes optan por esta última opción, salen de esta etapa fortalecidos como individuos y con familias que conservan o mejoran su funcionalidad.

Del lado de la medicina, los especialistas en mujeres deben tener en claro que el tratamiento hormonal es solo una parte de la solución al problema y considerar que la mujer no vive en aislamiento y se deben ofrecer alternativas integrales. La paciente acude a consulta, pero hay que tomar en cuenta a su pareja y familia para informarles lo qué ocurre y hacerlos parte de la solución.

Si las repercusiones fuesen más aparatosas o ya estuvieran instaladas, el especialista debe referir a su paciente, con su pareja y familia, al profesional entrenado en implementar las medidas de psicoterapia pertinentes. Los psicoterapeutas de pareja y familia están equipados para lidiar con estas situaciones, pero también deben estar bien informados de los aspectos médicos que trabajan el ginecólogo o el endocrinólogo. Nuevamente, la comunicación, esta vez entre especialistas o un médico que cuente con ambos aspectos, ofrecerá tratamientos integrales que ofrezcan soluciones a todos los niveles.

En el caso de la andropausia, la situación es álgida ya que ésta apenas empieza a ser conocida por la comunidad médica. Algunos profesionales de la salud, desafortunadamente todavía comparten ideas atávicas y obsoletas como el que «*la testosterona produce c*áncer en la próstata». Otros, ni siquiera saben que la andropausia existe, de ahí que urólogos traten las disfunciones sexuales de esta etapa, con fármacos que facilitan la erección, ignorando que la falta de apetito sexual puede tener un origen distinto y no se solucionará con el remedio propuesto.

En el terreno de la psiquiatría, hay especialistas con práctica limitada en lo relacionado a la andropausia, lo que los lleva a tratar los síntomas como si fuera una depresión clínica común y prescriben antidepresivos que no llegan al centro del problema. Olvidan o desconocen, la poderosa sinergia que existe entre los antidepresivos y la regularización de los niveles de testosterona.

En algunos países, ya existen especialistas médicos llamados **andrólogos**, que serían los más adecuados para tratar este tipo de pacientes. Combinan conocimientos de endocrinología con conocimientos psicológicos suficientes para ayudar de manera efectiva al paciente, a su pareja y familia.

Es importante difundir estos conocimientos en beneficio de los pacientes y sus familias, también para el logro y satisfacción profesional del médico bien informado y capacitado que trabaja para devolver la armonía, el bienestar y la paz a sus pacientes.

Exhortamos a las personas a informarse mejor acerca del origen, evolución y solución a sus dificultades. Lo peor es adoptar una actitud pasiva y quedarse con un «*así es la vida*». Invitamos a los profesionales de diversas áreas de la salud a actualizar conocimientos médicos y a tratar a sus pacientes como seres INTEGRALES y no como partes aisladas carentes de unidad.

La pregunta final es: **¿Cómo quieren vivir la tempestad?**

En la ignorancia y en el sufrimiento innecesario, recreando el infierno en la tierra

o

En conocimiento y control de lo que ocurre, procurándose bienestar a sí mismo y también a su pareja y familia.

GLOSARIO

Andropausia. Etapa de la vida caracterizada por la baja de testosterona en el hombre. Se acompaña de sintomatología variada, desde cansancio hasta alteraciones sexuales.

Cefalea. Término médico que significa dolor en la cabeza.

Cuerpo lúteo. Producto final de la ovulación, encargado de mantener los niveles de progesterona circulante en la mujer.

Endometrio. Capa de recubrimiento interno de la matriz o útero.

Endorfinas. Sustancia que funciona como neurotransmisor. Se produce con estímulos como el ejercicio y la excitación. Proporciona al individuo sensación de bienestar y analgesia.

Endotelio. Capa de recubrimiento interno de los vasos sanguíneos. Esta capa se afecta con los problemas obstructivos que causan eventos como los infartos.

Glándula. Órgano encargado de producir y segregar hormonas y otras sustancias en el cuerpo para su adecuado funcionamiento.

Hipnóticos. Medicamentos empleados para producir somnolencia o sueño en su totalidad.

Hipófisis. Glándula de secreción interna situada en la base del cráneo. Su principal función es estimular a otras glándulas para su adecuado funcionamiento.

Hormona. Sustancia química producida por una glándula en el cuerpo. Su función es regular la actividad de un tejido u órgano determinado.

Hormonas sexuales. Sustancias producidas en los órganos sexuales (glándulas). Producen principalmente estrógenos, testosterona y progesterona.

Insomnio. Se les llama así a las diferentes situaciones donde aparecen alteraciones con el adecuado descanso y el sueño. La dificultad de conciliar o mantenerlo, son dos de los principales ejemplos.

Menarca. Momento en el cual la mujer presenta su primera menstruación.

Menopausia. Momento en el que las hormonas sexuales de la mujer declinan hasta grados insuficientes para producir un periodo menstrual. Normalmente nos referimos a ella cuando la mujer lleva un año completo sin menstruar. Puede acompañarse de sintomatología variada.

Metabolismo. Nos referimos al conjunto de reacciones y cambios químicos que se llevan a cabo en un organismo.

Neurotransmisor. Sustancia química encargada de enviar señales de una neurona a otra, específicamente en el espacio llamado sinapsis neuronal.

Ovario. Es la glándula sexual femenina. Aquí se producen los óvulos y las hormonas sexuales.

Óvulo. Célula de reproducción femenina, se produce en los ovarios.

Sinapsis. Lugar o espacio donde ocurre la conexión de neurona a neurona para el intercambio de señales.

Testículo. Glándula sexual masculina, productora de espermatozoides y de testosterona.

BIBLIOGRAFÍA
Y LECTURAS SUGERIDAS

The Edge Effect: Achieve Total Health and Longevity with the Balanced Brain Advantage. Eric R. Braverman MD; Sterling; (2005).

Younger You: Unlock the Hidden Power of Your Brain to Look and Feel 15 Years Younger. Eric R. Braverman MD; McGraw-Hill Education; (2008).

The Andropause Mystery: Unraveling Truths About the Male Menopause. Robert S. Tan, MD; Amred Publishing; (2001).

Surviving Male Menopause. A Guide for Women and Men. Jed Diamond PhD; Sourcebooks; (2000).

Testosterone for Life: Recharge Your Vitality, Sex Drive, Muscle Mass, and Overall Health. Abraham Morgentaler MD; McGraw-Hill Education; (2008).

What Your Doctor May Not Tell You About Menopause. John R. Lee MD; Grand Central Publishing; (2004).

What Your Doctor May Not Tell You About Premenopause. John R. Lee MD; Warner Books; (1999).

The Hormone Solution: Stay Younger Longer with Natural Hormone and Nutrition Therapies. Thierry Hertoghe MD; Harmony; (2002).

Textbook of Bio-Identical Hormones. Edward M. Lichten MD; CreateSpace Independent Publishing Platform; (2014).

The Magic of Cholesterol Numbers: A step away from the cholesterol-lowering drugs. Sergey A. Dzugan MD; Dzugan Institute for Restorative Medicine; (2012).

DATOS DE CONTACTO

Clínica Médica Neovitality
Av. Paseo de la Reforma, torre A piso 11
Colonia Lomas de Bezares
Ciudad de México, C.P. 11910
México
Teléfono: (01-55) 5257-0152
www.neovitality.com.mx
serviciosalcliente@neovitality.com.mx

ECOSISTEMA DIGITAL

NUESTRO PUNTO DE ENCUENTRO

www.edicionesurano.com

2 AMABOOK
Disfruta de tu rincón de lectura y accede a todas nuestras **novedades** en modo compra.
www.amabook.com

3 SUSCRIBOOKS
El límite lo pones tú, **lectura sin freno**, en modo suscripción.
www.suscribooks.com

DISFRUTA DE 1 MES DE LECTURA GRATIS

1 REDES SOCIALES:
Amplio abanico de redes para que **participes activamente**.

4 APPS Y DESCARGAS
Apps que te permitirán leer e **interactuar con otros lectores**.